TEORIAS INOVADORAS
de
GESTÃO EMPRESARIAL HOSPITALAR

TEORIAS INOVADORAS DE GESTÃO EMPRESARIAL HOSPITALAR
Valdir Ribeiro Borba
Teresinha Covas Lisboa

Revisão
Maria Ofélia da Costa

Capa
Marcelo Covas Lisboa

Impressão e Acabamento
Digitop Gráfica Editora

Direitos Reservados
Nenhuma parte pode ser duplicada ou
reproduzida sem expressa autorização do Editor.

sarvier

Sarvier Editora de Livros Médicos Ltda.
Rua Rita Joana de Sousa, nº 138 – Campo Belo
CEP 04601-060 – São Paulo – Brasil
Telefone (11) 5093-6966
sarvier@sarvier.com.br
www.sarvier.com.br

Dados Internacionais de Catalogação na Publicação (CIP)
(Câmara Brasileira do Livro, SP, Brasil)

Borba, Valdir Ribeiro
    Teorias inovadoras de gestão empresarial
hospitalar / Valdir Ribeiro Borba, Teresinha Covas
Lisboa. -- 1. ed. -- São Paulo : Sarvier Editora, 2022.

    Bibliografia.
    ISBN 978-65-5686-027-5

    1. Administração de pessoal 2. Desenvolvimento
organizacional 3. Hospitais – Administração
4. Inovação tecnológica 5. Marketing digital
6. Serviços de saúde – Administração I. Lisboa,
Teresinha Covas. II. Título.

22-116002   CDD-362.11068

Índices para catálogo sistemático:
1. Administração hospitalar   362.11068
Cibele Maria Dias – Bibliotecária – CRB-8/9427   Sarvier, 1ª edição, 2022

TEORIAS INOVADORAS
de
GESTÃO EMPRESARIAL HOSPITALAR

- VALDIR RIBEIRO BORBA
- TERESINHA COVAS LISBOA

sarvier

Pv.3.13 *Bem-aventurado o homem que acha sabedoria, e o homem que adquire conhecimento.*

Pv.4.7 *A sabedoria é a coisa principal; adquire, pois, a sabedoria, emprega tudo o que possui na aquisição de conhecimento.*

AUTORES

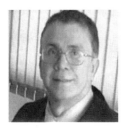

VALDIR RIBEIRO BORBA
valdirborba@gmail.com

Administrador Hospitalar Emérito 1991 – CBAS – Colégio Brasileiro de Administradores de Saúde, Administração Hospitalar, Mestre em Administração, Cursando *Doctor of Philosophy in Business Administration FCU Florida Christian University*. MBA em Gestão de Negócios e Processos pelo ICE. Pós-Graduado em Gestão de Negócios em Saúde pela FDC – Fundação Dom Cabral. Pós-Graduado em Direção Empresarial pela Faculdade Sant'Anna São Paulo. Administrador Hospitalar pela Faculdade de Saúde Pública da USP São Paulo. Coaching e Mentor pelo Instituto Holos. Foi Superintendente de Grandes Hospitais e Operadoras de Planos de Saúde. Ex-Diretor Geral do Hospital de Clínicas da UFPR. Diretor Geral da Regional de Saúde da SES SP em Ribeirão Preto. Superintendente de Hospitais de Recursos Próprios de Cooperativas Médicas. Docente de Pós-Graduação em Gestão de Negócios de Serviços de Saúde.

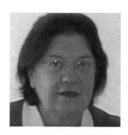

TERESINHA COVAS LISBOA
teresinhacovas@uol.com.br

Administradora. Pós-Doutorado em Administração, Doutorado em Administração, Mestrado em Administração em Saúde, Especialização em Administração Hospitalar, Especialização em Didática do Ensino Superior. Diretora da TCL Consultoria e Assessoria S/C Ltda. Consultora na área do Serviço de Processamento de Roupa dos Serviços de Saúde e Gestão em Saúde. Presidente da ADM – Associação Brasileira de Administração. Diretora do Sindicato das Empresas de Administração. Docente da UNIP – Universidade Paulista. Docente convidada dos Programas de Mestrado e Doutorado da Florida Christian University – FCU. Membro do Conselho Nacional de Gestão em Saúde. Coordenadora do GEPAD – Grupo de Excelência de Pesquisa Aplicada em Administração do CRASP. Autora e Coautora de diversas publicações em Administração: Administração em Serviços de Saúde, Gestão de Recursos Humanos.

AGRADECIMENTOS

Valdir Ribeiro Borba

Com primazia a Deus e minha família: Rosanna, Raissa, Rafaella, Haifa, Sophie. Filhos, Filhas, Netos, Netas, bisnetos e bisnetas.

A Profª Drª Teresinha Covas Lisboa, minha querida amiga e professora a quem admiro muitíssimo e agradeço pelos seus ensinamentos e pela sua amizade.

Teresinha Covas Lisboa

Ao meu esposo, Álvaro Ferreira Lisboa Júnior, in memoriam, pelo estímulo e exemplo em todos os momentos.

Ao meu filho Marcelo, pelo constante carinho e companheirismo.

Ao Professor Mestre Valdir Borba pela amizade, parceria e pela dedicação ao desenvolvimento intelectual e profissional na área de Administração Hospitalar.

PREFÁCIO

O que há de mais inovador na gestão de hospitais é perceber que se trata de organizações que precisam de um resultado financeiro, sejam elas públicas ou privadas. O resultado financeiro não significa lucro, nem distribuição entre os envolvidos, mas, se não houver resultados, se os recursos (de todo tipo) não forem bem utilizados, o hospital não terá como se manter. Por isso, esta obra reforça o (novo) papel do gestor, enfatizando algumas de suas funções. Seja como for, a primeira delas sempre é – e continuará sendo – a de compreender o ambiente em que se insere a organização, para garantir seu sucesso e sua sobrevivência com propósito no longo prazo. Embora essa necessidade não seja nova, a complexidade do mundo aumenta, ou pelo menos a percepção dessa complexidade. Os novos atores organizacionais, a transformação digital, as novas visões sobre o futuro do mundo e do hospital precisam ser trazidos à discussão, sob pena de envelhecer o conhecimento.

Não se pode confundir as modas com o conteúdo real. Há elementos que basicamente são datados e, se não forem atualizados, deixam clara a idade de um texto, servindo mais para tornar aparentemente contemporâneo e atualizado o vocabulário de um interlocutor. Por outro lado, a evolução dos conceitos, sua atualização à luz do que se conhece de novo, faz diferença para os modelos que informam a análise das circunstâncias. Por exemplo, finalmente na segunda década no século XXI passaram a ser de fato reconhecidas a relevância e a penetração da tecnologia digital, não só na vida de maneira geral como também na saúde. Assim como hoje ficar distante da eletricidade, da luz elétrica, requer intenção e ação ativas, logo mais o mesmo ocorrerá em relação às questões relacionadas às tecnologias de informação e comunicação. Já há destinações turísticas que fazem propaganda de não dispor de sinais de *internet*, permitindo afastamento dos estímulos (às vezes excessivos) da vida digital. Não se trata mais de se, mas sim de como (e o quando, bem, este depende da heterogeneidade – às vezes inaceitável – entre países e/ou regiões de um mesmo país). Além disso, como sempre, é fundamental conhecer quanto custa, pois a noção de prioridades requer considerar os resultados esperados, bem como o orçamento disponível (disputado com outras atividades, como pesquisa, educação e segurança, entre outras).

Essa constatação obriga ao reconhecimento da diversidade, não apenas em termos de riqueza, raça, sexo, mas sim de interesses, religião, ética, *compliance*, valores. Inovação, segurança e qualidade não são mais conteúdos acadêmicos, mas sim parte da vida, assim como a proteção da sustentabilidade e a visão do mundo como um todo, com redução de suas fronteiras e a interpenetração dos problemas (e dos resultados) da saúde entre os países.

Da mesma forma, a visão do hospital como serviço de saúde independente não é mais possível. Seu gestor precisa conhecer o sistema, seus componentes, a jornada integral do paciente, pelos seus diferentes pedaços, na medida do possível integrados (por meio um sistema de comunicação e informação, além de uma regulação ágil). A fragmentação do sistema, com a atomização de seus componentes, tem sido uma das causas de mau (talvez evitável) uso de recursos. O olhar do sistema de saúde – e de seus serviços, entre eles o hospital – para os cidadãos apenas como pacientes é desperdiçar oportunidades de atuar sobre sua saúde, diante da disponibilidade de dados e da intenção de melhorar o estado de saúde e bem-estar, de acordo com os objetivos do desenvolvimento sustentável da sociedade em que vivemos.

O livro agora em suas mãos é uma pista para chegar a este objetivo. Vamos aproveitá-la.

Boa sorte, boa saúde a todos.

ANA MARIA MALIK

Graduação em Faculdade de Medicina pela Universidade de São Paulo (1978). Mestrado em Administração de Empresas pela Fundação Getulio Vargas – SP (1983). Doutorado em Medicina (Medicina Preventiva) pela Universidade de São Paulo (1991). Atualmente é parecerista ad hoc – Revista Ciência e Saúde Coletiva, parecerista ad hoc – Revista de Economia Política, membro de conselho editorial – Revista Einstein, parecerista ad hoc – Revista de Saúde Pública, parecerista ad hoc – Revista Saúde em Debate. Membro do conselho de gestão delegada – Serviço Social da Construção Civil, 4 horas trimestrais – Serviço Social da Construção Civil. Professora convidada da Faculdade de Medicina da Universidade de São Paulo. Membro do conselho da ALASS (Associação Latina para Análise dos Sistemas de Saúde). Professor Titular da Fundação Getulio Vargas – SP. Conselheira da COLUFRAS (Conferência Luso-Francófona de Saúde). Coordenadora do GVSAUDE da Fundação Getulio Vargas – SP. Diretora Adjunta do PROAHSA da Fundação Getulio Vargas – SP. Tem experiência na área de Saúde Coletiva, com ênfase em Administração em Saúde, atuando principalmente nos seguintes temas: gestão em saúde, gestão e administração em saúde, administração em saúde, planejamento em saúde e gestão de segurança.

APRESENTAÇÃO

Ao elaborar este livro, tivemos em mente a continuidade de um outro trabalho que realizamos juntos, sobre Teoria Geral de Administração Hospitalar, e devido à evolução e à acelerada transformação dos ambientes hospitalares, com impacto na gestão das Organizações de Saúde, procuramos apresentar as novas e inovadoras teorias que têm surgido, especialmente pelo impacto da gestão 4.0, ESG, Gestão com Competência, Gestão com Honra, Advice, Tecnologia 5G com IA – inteligência artificial, robótica, mecatrônica nos hospitais, além de *marketing* digital.

Com a evolução das ondas de transformação da sociedade de trabalho estamos alcançando o modelo da quinta e com prenúncios da sexta onda com novas abordagens no relacionamento e no processo homem *vs.* máquina, ou dessa interação que se aprofunda através da Tecnologia 5G que, certamente, trará um desenvolvimento acelerado, também na gestão hospitalar.

Estruturamos este livro a partir de uma sinopse das Teorias Clássicas de Administração, incluindo essas expectativas de processos mais evoluídos.

- **Capítulo 1** – iniciamos com o cenário de visão do futuro imediato e seus impactos na Administração Hospitalar. Destacamos também a evolução da primeira, segunda e terceira ondas, conforme o modelo de Alvin Toffler, além de apresentar a abordagem do modelo de Integralidade Convergente das Teorias e das ações da quarta, e visão da quinta e possível sexta onda do processo.

- **Capítulo 2** – iniciamos com a conceituação sobre Competências Organizacionais e Competências pessoais de um gestor. Apresentamos de forma paralela e integrando a outra, além das variáveis de competências individuais: conhecimento, habilidades, atitudes e entrega. Adentramos também a análise e avaliação das competências. Finalizando, apresentamos um estudo de caso do Hospital como modelo de gestão por competência no setor filantrópico do País.

- **Capítulo 3** – apresentamos o perfil para o líder nesse novo modelo de integralidade e integridade convergentes, demonstrando a base para o líder como Diplomata Empresarial e as principais características desse profissional em um modelo de Gestão Ágil e altamente tecnológica, destacando a principal característica com o líder 4.0.

- **Capítulo 4** – destacamos a questão da Inovação na Gestão Empresarial Hospitalar com foco no universo da indústria e dos serviços 4.0 com alguns dados sobre esse tipo de gestão no mundo, destacando a questão de operadora de planos de saúde totalmente digital, além de alguns produtos e serviços 4.0 na Saúde no Brasil.

- **Capítulo 5** – destacamos a questão da inovação no relacionamento e a questão do *Marketing* Digital, com foco do Médico na era digital de comunicação.

- **Capítulo 6** – apresentamos as outras tecnologias e outras teorias na Gestão em Saúde, especialmente com a questão de Command Center, Global Health, Modelo ESG para Organizações de Saúde, com novo cenário na Gestão. Apresentamos também a questão da Convergência Digital o Mindset Digital, o mundo VUCA, o mundo BANI e especialmente a Sociedade com a Tecnologia 5G na saúde e seus impactos.

- **Capítulo 7** – apresentamos os aspectos de que é importante ter uma Gestão em Saúde totalmente inovadora, mas é essencial que seja humanizada, com foco e respeito às relações interpessoais. Certamente o desenvolvimento das ondas na Sociedade de Trabalho levará a um modelo de homem/máquina, com muita tecnologia, mas não se pode sobrepor ao humano.

Deixou-se para este último capítulo essa questão da ambientação social e da humanização da gestão em saúde com o propósito de preservar o foco no humano e não apenas tecnológico.

Finalmente, nas **Considerações finais** apresentamos nosso entendimento sobre esse desenvolvimento de transformação exponencial das Teorias de Gestão na Sociedade de trabalho, em especial na área da Saúde.

Com isso, esperamos que este trabalho seja muito útil aos gestores de organizações de saúde, médicos e profissionais de Saúde e que possa contribuir no ensino e no desenvolvimento dessa acelerada transformação da área.

Sentimo-nos realizados com essa apresentação e esperamos que tenham um bom aproveitamento na aplicação dessas novas teorias de gestão em Saúde.

Boa Leitura

Os autores

SUMÁRIO

Capítulo 1 – Teoria para o Futuro Imediato na Gestão Empresarial Hospitalar 1

Introdução 1

Preliminares 1

Sinopse das Teorias de Administração 1

Ondas da Humanidade 3

Quarta Onda e Novas Tecnologias 5

Quinta Onda – a Gestão de Integralidade Convergente 6

Princípios e Possíveis Cuidados com a Nova Abordagem 6

Abordagem Teórica do Modelo de Integralidade Convergente 8

Uma Abordagem Futurística da Gestão Empresarial 11

Integralidade Convergente nos Relacionamentos 13

Relacionando-se e Administrando com a Mente e com o Coração 14

Sexta Onda – A Possibilidade de Integração Homem/Máquina 14

Prenúncio da Sexta Onda – Convergência Homem/Máquina 16

Capítulo 2 – Competências em Saúde 22

Conceitos 22

Distinções 23

Por que as Competências 24

Avaliação das Competências 27

Estudo de Caso – Hospital Santa Catarina 28

Capítulo 3 – O Líder na Gestão Inovadora – Modelo de Gestão de Integridade e Integralidade Convergentes.............. 33

Preliminares... 33

A Base para o Líder Holístico como Diplomata Empresarial........ 35

Líder Holístico de Integridade e Integralidade Profissional........ 35

Características da Atuação Gerencial..................................... 36

Gestão Ágil e Tecnológica e o Líder..................................... 41

Nova Liderança do Empreendedorismo e da Inovação.............. 42

Por que Líder 4.0... 43

Principais Qualidades do Líder 4.0...................................... 44

Capítulo 4 – Inovação na Gestão Empresarial Hospitalar.................. 46

Conceituação de Inovação... 46

Universo da Indústria e dos Serviços 4.0 47

Alguns Dados Sobre Saúde 4.0 no Mundo 49

Operadora de Planos de Saúde Totalmente Digital.................... 50

Ameaça ao Emprego?.. 51

Encontro Internacional de Empreendedorismo e Inovação em Saúde 54

Congresso Internacional HIS – *Healthcare, Innovation and Tecnology*.. 55

Halthtechs que Estão Transformando o Relacionamento na Saúde no Brasil 55

Alguns Outros Produtos e Serviços 4.0 na Saúde no Brasil........ 56

Robô Laura... 56

Sofia Fala 57

Indicador de Dosagem de Insulina................................ 57

Watson da IBM – Inteligência Cognitiva Artificial.................... 57

IBM Watson em Auxílio a Medicina e Hospitais no Brasil........ 58

Watson Health... 58

Produtos e Serviços 4.0 na Gestão em Saúde 59

Capítulo 5 – Inovação no Relacionamento – *Marketing* Digital 61

O Médico na Era Digital de Comunicação.............................. 62

Conclusões.. 63

Capítulo 6 – Outras Tecnologias e Outras Teorias na
Gestão de Saúde.. 66

Command Center.. 66

Introdução 66

Command Center – da Estratégia à Ponta das Operações........... 67

Global Health – a Saúde Integral, Global 68

Global Health – Sistema Integral de Gestão de Serviços
em Saúde.. 69

Modelo ESG para Organizações de Saúde 70

Conceitos 70

Na Saúde em Geral 71

Acreditação ESG em Organizações de Saúde........................... 72

Liderança ESG na Saúde 72

Liderança e Gestão com Honra – Base da Teoria de Gestão
de Integralidade Convergente.. 73

Novo Cenário em Gestão... 79

Darwinismo Digital... 80

Convergência Digital 80

Filosofia Digital.. 80

Mindset Digital.. 81

A Busca da FIB – Felicidade Interna Bruta............................. 81

Fluxonomia 4D 81

A Possível Sexta Onda... 84

O Futuro da Tecnologia 5G na Saúde 85

Capítulo 7 – Humanização na Gestão dos Serviços de Saúde 88

Preliminares.. 88

Humanização nos Serviços de Saúde 89

Diferenciações Estruturais.. 91

Cuidados Paliativos.. 94

Hospitalidade *versus* Hotelaria *versus* Humanização.................... 96

Planetree 100

Organização 100

Crenças.. 100

Origens.. 101

Frutos... 102

Modelo.. 102

Depoimento de Gestor na Área de Hotelaria Hospitalar de um
Hospital Privado Localizado no Município de São Paulo........... 103

Na sua Experiência Profissional como Você Conceitua
"Humanização no Atendimento"?..................................... 103

E o Acolhimento?... 104

Quais as Competências Necessárias para a Seleção de
Pessoas que Irão Trabalhar com "Humanização no
Atendimento"?.. 104

Considerações Finais... 106

CAPÍTULO **1**

TEORIA PARA O FUTURO IMEDIATO NA GESTÃO EMPRESARIAL HOSPITALAR

■ Valdir Ribeiro Borba

INTRODUÇÃO

Antes de apresentar a Teoria Geral de Administração que deverá se consolidar e permear nosso futuro imediato, apresentamos uma sinopse das principais teorias já estudadas e que evoluíram até chegar a essa nova Teoria que denominamos de Teoria de Gestão de Integralidade Convergente nas empresas.

PRELIMINARES

SINOPSE DAS TEORIAS DE ADMINISTRAÇÃO

Inicialmente, na figura 1 apresentamos as principais e mais influentes Teorias e Escolas de Administração, fazendo um estudo sintético da evolução da Administração. Neste estudo, procuramos reunir as escolas

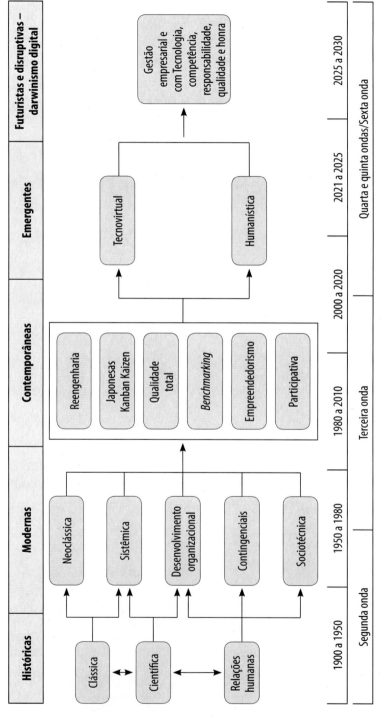

FIGURA 1 ■ Sinopse das Teorias e Escolas de Administração (Borba).

por períodos e correlacionando-as com os ciclos de evolução da economia e da própria humanidade, utilizando os conceitos de "Ondas de evolução definidas por Alvin Toffler" (Toffler, 1980). Portanto, não é um estudo acadêmico dentro da clássica divisão dos Estudos sobre os teóricos da administração, mas sob o ângulo de nossa abordagem e para que fosse possível estabelecer nossa contribuição a esse novo modelo teórico de gestão que poderá vir, ainda neste século.

Esta sinopse foi construída considerando históricas as Teorias de Administração que se formaram desde o final do século XIX e do século XX, destacando a participação efetiva das Escolas: Científica de Taylor, Ford, Emerson, Gantt e outros; Escola Clássica de Fayol e Escola de Relações Humanas de Elton Mayo e a Teoria da Burocracia e outras.

ONDAS DA HUMANIDADE

Antes de adentramos ao estudo dos períodos das teorias de administração apresentado na figura 1, vale relembrar que o grande mestre Alvim Tofler, na década de 1970, fez um estudo sobre os grandes movimentos de evolução da humanidade, classificando-os por ciclos, os quais denominou de ondas. Essas ondas, segundo o autor, caracterizam-se pelas relações que determinam o comportamento do homem na sociedade, através das grandes mudanças nos setores operativos e na vida em sociedade, especialmente aquelas mudanças nas áreas de tecnologia, econômica, sociais, conhecimentos e educacionais.

Em seu trabalho inicial o autor identificou três grandes ondas, a onda agrícola, a onda industrial e a onda da informação ou do conhecimento, enquanto, atualmente, graças aos trabalhos de Peter Senger no campo do conhecimento e da Educação moderna e também de Fritjot Capra com a teoria de *Web of life* e de sistemas vivos, e especialmente com os novos cientistas da *new science,* já se vislumbra uma nova onda de movimentos econômicos, sociais e especialmente tecnológicos que rapidamente muda os paradigmas que ainda estamos escrevendo.

A este novo momento ou nova onda denominamos de onda da bioeconomia e da tecnologia com fortes características dos sistemas vivos, e o próprio universo se apresenta com uma grande inteligência, em que nada é por acaso, mas de uma ordem rigorosamente matemática. Com isso, no campo empresarial, as organizações serão entendidas como unidades de integração (convergência) de todos os modelos, teorias e sistema de gestão, integrando e encantando tudo, desde os clientes, desenvolvendo colaboradores, remunerando acionistas e apoiando a comunidade, formando as empresas cidadãs e uma sociedade aprendente, que respeita a vida e que se desenvolverá como sistema consciente do valor do ambiente para preservação.

Adotando o modelo de Tofler como um padrão de evolução de movimentos da humanidade, observa-se que a era agrícola foi caracterizada pelas conquistas territoriais e o trabalho era um meio de subsistência. Já a onda industrial foi caracterizada pela produção em massa, serial, ou seja, em escala, além das necessidades de sobrevivência, surge a mudança de paradigma de agricultor ou artesão para especialista, provocando uma verdadeira revolução na vida das pessoas e das famílias.

A segunda Onda teve como característica fundamental os princípios da especialização, da padronização, da maximização, do lucro e da complexidade dos sistemas sociais. Ainda lidamos com vários paradigmas impingidos pela sociedade industrial.

A terceira Onda de Tofler inicia-se com o surgimento do computador, pois, paralelamente às necessidades de controle das organizações, cresce a tecnologia da informação, contribuindo para dar velocidade e conectividade dos sistemas, com isso estende-se a capacidade de memória humana e de seus relacionamentos por meio dos computadores. A era da informação tem na informação processada seu insumo básico.

Com a propagação da internet expande-se nossa capacidade mental com memória auxiliar, velocidade e especialmente pela substituição da necessidade presencial, desenvolvendo-se, assim, capacidade de acesso a diversos locais ao mesmo tempo através da rede mundial de computadores, redimensionando as barreiras físico-geográficas para a realidade digital.

As três primeiras ondas, descritas por Tofler, levam à conclusão de que as evoluções do trabalho, sociedade em geral e das corporações foram se estabelecendo e se caracterizando por metáforas e paradigmas, conforme a evolução dos instrumentos de trabalho, saindo dos rudimentares instrumentos da era agrícola e feudal, representados por arados e instrumentos artesanais, para as máquinas a vapor, movidas a diesel e eletricidade da era industrial, chegando aos computadores operacionais e pessoais. Essa lógica é sentida em todos os campos de trabalho, onde hoje temos a agricultura totalmente mecanizada e informatizada, com máquinas agrícolas computadorizadas.

QUARTA ONDA E NOVAS TECNOLOGIAS

A quarta onda inicia dando mostras de sua formação, alicerçando suas bases no conhecimento profundo e no aprendizado compartilhado, com mudanças e mutações promovidas pela integração de sistemas, o que tem possibilitado a interligação e a integração da diversidade dos campos de conhecimentos, como o princípio de tunelamento que possibilita a supercondutividade, e do princípio do entrelaçamento das partículas ondulatórias, que tem permitido a construção do computador pré-quântico e futuramente teletransporte, bem como os princípios do universo vivo e a interligação de consciência, juntando a física subatômica com a ciência da psique, em nova abordagem da psicologia moderna, e que convergem no desenvolvimento da inteligência artificial, telesserviços e de novas tecnologias computacionais que nos levarão a mundos inimagináveis nessa nova abordagem de Integralidade convergente.

Essa quarta onda, que já se iniciou, conduzirá aos estudos dos grandes mistérios do universo, da sociedade e do homem, que se encontram entrelaçados e imbricados, enquanto entes integrantes de sistemas vivos, do Universo vivo e de uma sociedade igualmente viva, levando-nos a refletir e a buscar soluções quanto a valores, principalmente econômicos, financeiros e essencialmente sociais da humanidade como um todo, e intrinsecamente correlacionados entre ciências em geral, mas essencialmente tecnológicas, ciências de dados, medicina, economia e filosofia social.

Nessa quarta onda, a ressonância magnética é uma realidade e a robótica se faz presente na indústria, e a supercondutividade já é viável e com o entrelaçamento de partículas ondulatórias tornam-se possíveis os supercomputadores quânticos, com quatrilhões de vezes mais capazes e mais velozes do que os atuais. Com inteligência e realidade virtual, estamos inaugurando uma nova onda com saltos quânticos, essencialmente tecnocientífico. Daí essa nossa preocupação e contribuição com a *Teoria de Integralidade Convergente na Gestão Empresarial*, pois se entende que Administração é o centro do processo de decisão e tanto no público como no privado e terceiro setor, portanto, é responsável pelos novos paradigmas e valores, não apenas para as organizações, mas essencialmente para a sociedade e para as pessoas. A tecnologia se desenvolve na velocidade da luz, portanto é essencial que não se percam os valores humanitários.

QUINTA ONDA – A GESTÃO DE INTEGRALIDADE CONVERGENTE

Nesse novo modelo, o futuro da gestão empresarial caminha para um novo e moderno modelo no formato de gestão integral e convergente, que formata a **empresa que encanta e aprende**, com as *machine learning*, alicerçado na abordagem da convergência entre o técnico e o operacional diretamente com o humano centrado no relacional, pois efetivamente o que constrói uma organização é a valorização humana, focada na missão, visão e valores convergentes nos negócios e estratégias com ética, especialmente nos processos e resultados.

PRINCÍPIOS E POSSÍVEIS CUIDADOS COM A NOVA ABORDAGEM

Uma grande preocupação já se faz presente junto à comunidade acadêmica e empresarial, especialmente quanto à importância da pessoalidade dos relacionamentos e a valorização da pessoa e dos seus trabalhos.

Uma boa parcela de pesquisadores preconiza que não se pode permitir a construção de um modelo de gestão fortemente virtual com inteligência holística, e procedimentos de altíssimas interconexões, com computação quântica na velocidade da luz e, ao mesmo tempo, criar um homem sem bases ética e moral.

Antes de sermos alcançados pelos processos quânticos na tecnologia industrial de produção de bens e serviços, é imprescindível traçar e promover uma evolução de valores e de reengenharia filosófica do próprio homem, como pré-requisitos para criar tecnologias altamente desenvolvidas, mas que sejam essencialmente humanizadas.

Um novo ciclo de desenvolvimento no trabalho deverá trazer também valores morais, éticos e filosóficos que permitam um verdadeiro milagre no processo de gestão, quebrando paradigmas da inflexão e das disfunções do poder e, com isso, permitir o sentimento de união, de paz e de respeito, no formato de integralidade convergente no social e essencialmente de fraternidade entre organizações e governos.

Essa quinta onda configura um novo modelo de gestão que começa a ser formatado agora, é o caminho a ser seguido, configurando-se na "gestão de integridade e de integralidade convergentes", ou seja, de inteireza em os todos os sentidos (do todo e com ética na entrega de valores) e que terá essencialmente a integração plena e que seja essencialmente fidelizada entre os atores do processo.

A corporação do futuro, em nosso país, deverá ser coordenada e comandada por um líder com perfil adequado a essa nova realidade integral/ holística, virtual e essencialmente **relacional**, pois a empresa de integração convergente será de seres humanos que somam seus valores e crenças às suas qualificações profissionais, eliminando as formas de corrupção, as omissões, e valorizando os profissionais que possam efetivamente participar da construção deste novo mundo e desta nova administração.

Nesse novo modelo espera-se que os valores éticos prevaleçam e não se tolere a disfunção de caráter, os desvios de conduta, as fraudes, a corrupção ativa ou passiva, o egoísmo exacerbado, a agressão física ou moral. Esse novo modelo será de acessibilidade, flexibilidade, responsabilidade social, de respeito à diversidade com parcerias e rigor ético.

O líder nesse novo modelo deverá ter o perfil centrado na realidade como um produto do contínuo processo de melhoria somando às virtudes pessoais humanísticas e que deverá também acentuar as qualidades profissionais, apresentando-se com excepcional capacidade de visão estratégica, abrangente de longo prazo e de ação essencialmente de impacto na melhoria da qualidade de vida do homem em sociedades corporativa e social.

A gestão de integridade e integralidade convergentes será essencialmente flexível, holística e participativa, com muita tecnologia de ponta, mas fundamentalmente integrada e gerida pela óptica da dimensão humana. O sucesso e o fracasso definitivamente acontecem por causa das pessoas. Nesse novo modelo as pessoas se desenvolverão em ambientes altamente formatados pela tecnologia, mas que fomentarão o crescimento e o desenvolvimento com respeito ético.

O novo modelo de gestões holística, participativa, virtual, transcendental se constituirá em um modelo de reciprocidade, respeito e fraternidade, possibilitando o acesso e permitindo a integração não apenas de sistemas tecnológicos ou sociais, mas de todos os sistemas que regerão a harmonia da humanidade neste universo, incluindo as novas organizações e as novas sociedades.

O foco desse modelo e desse novo líder será a visão cidadã, com economia social, desenvolvimento sustentável, fidelização da comunidade servida, noções universal e humanística e essencialmente com efetividade e afetividade. Desse modo, somos todos os coautores e construtores do próprio futuro da humanidade e das organizações.

Essa quinta onda, com a **Teoria de integridade e Integralidade Convergentes** em administração, será uma abordagem para a qual convergirão as demais, corrigindo distorções e criando um mundo tecnológico mais humano e convergente, com ênfase nos relacionamentos entre os homens, governos e organizações em geral. Será um modelo do qual não poderemos fugir, mesmo com todos os percalços, distúrbios e disfunções pelos quais ainda teremos de passar, mas no futuro, muito breve, teremos a integração Relacional Social com a tecnologia formatando nosso novo modo de vida e, por evolução das próprias ciências que evidenciarão esses fenômenos, alcançar-se-ão na administração as gestões holística, tecnológica e relacional, com ética, qualidade, respeito, humanização, responsabilidade corporativa, social e governamental.

ABORDAGEM TEÓRICA DO MODELO DE INTEGRALIDADE CONVERGENTE

De maneira metafórica e paradigmática podemos emprestar da física quântica alguns princípios teóricos, especialmente em relação à **teoria**

do campo unificada, para construir essa nova proposta de modelo dessa abordagem teórica e que nas últimas décadas a teoria das supercordas tem dado esperanças aos físicos de que, finalmente, esteja próxima a evidência da teoria do tudo. Daí nosso interesse em estudar e apresentar uma abordagem por paradigma a respeito do novo estilo de liderança de Integralidade e de Integridade, no formato ou modelo de "Líder Diplomata Empresarial".

A teoria das supercordas no contexto da Teoria dos Campos Unificados – Teoria do Tudo –, nos leva à teoria da expansão e teoricamente também de colapso do universo, consequentemente a expansão levará novamente à concentração, colocando de novo o paradoxo entre a diferenciação e a unicidade, a expansão e a atração, mas ambas, no conjunto, nos levam à **teoria da integralidade convergente no mundo físico**.

A teoria das supercordas nos leva ao raciocínio da equação simples de integralidade de todas as ciências em todos os campos, o que explicaria o universo como um todo, e o princípio da diversidade nos leva a um raciocínio de relações ou de integração dos diversos princípios físicos, mas relacionados e convergentes.

Adotando a dedução e a probabilidade de adequação em todos os campos do saber, inclusive nas Ciências Sociais, e observando os estudos do professor Cristovam Buarque e outros pensadores, que fazem previsões para o século XXI traçando paralelos entre o desenvolvimento tecnológico e a questão social que envolverá as organizações e governos nesse novo modelo de relacionamento. Deduz-se que um novo líder de relacionamentos está sendo formado para a nova e moderna gestão abrangente e universal.

Neste início da terceira década do século XXI, chega-se ao conhecimento e à prática da *integração do homem* e à *convergência dos conhecimentos,* com isso tanto as ciências exatas quanto as humanas se aproximam em um processo de atração, ordenado pelo mesmo princípio de organização do universo. Desse modo, tanto a física nuclear quanto a psicologia se atraem e se integram no processo relacional e que nos leva a pensar teoricamente no conceito de **teoria de integração convergente** e abstrair por analogia para uma teoria de gestão do relacionamento nas organizações dentro desses princípios quânticos.

A gestão futurística ou perspectiva de uma nova teoria de administração decorrente das gestões virtual, holística e de relacionamento humanizado, integrando e sintetizando os conceitos e princípios de gestão dentro de uma realidade holística e essencialmente participativa e humanizada, é preocupação constante e essencialmente objeto de estudos, os quais levarão a uma integração convergente, com equilíbrio, harmonia e participação, onde o todo é maior que a soma das partes.

A nova organização que encanta parceiros e clientes certamente é produto das teorias emergentes de administração formadas pela liderança holística em processo na *learning organization*.

As teorias emergentes de administração acompanham e induzem modernas práticas de gestão conforme evoluem as ciências operativas relacionadas com processos e pessoas. Desse modo, desde a reengenharia funcional de processos, os métodos japoneses de *Ishikawa*, *Kanban*, método *Kaizen*, *Just-in-time*, Qualidade total de Deming, Davidow e Malone, com Estratégias de Michael Porter, Tom Peter e John Schwrzt, passando pelo empreendedorismo de Drucker e a Gestão Participativa de Semler com visões holística e quântica de Capra, Koestler e Schumacher, aliadas a *learning organization* de Peter Senge, e ao CRM de Mckenna e Kotler, até ao modelo de gestão virtual de Mark Klein, Toffler, Shaw, Lewis e Bill Gates, Daniel Golemann, e muito recentemente com o BSC – *Balanced Scorecard* – de Kaplan e Norton e as parcerias inovadoras de Cunningham, observa-se um verdadeiro vendaval de inovações no campo da administração, com evoluções e revoluções cada vez mais abrangentes.

Esse processo de atração com integralidade e convergência altamente revolucionária e inovadora tem atribuído à administração um papel de absorção de ideias, abordagens e explicações de modelos científicos das diversas ciências, fazendo com que seja o núcleo convergente e o epicentro dos movimentos das ciências de tecnologia e das ciências humanas. Desse modo, a administração situa-se como agente propulsor das mudanças sociais, tecnológicas e humanas, responsável pela coordenação de todo o processo dos desenvolvimentos técnico, científico e social.

A administração como modelo de governo está presente em todas as ações corporativas, empresariais e de governo, tanto privado quanto público, passando pelo social. Não existem ações humanas e de organizações ou governo que não sejam uma ação de administração ou envolvida por ela, independente do agente ou do setor, quer seja no plano político, quer social, estratégico, econômico, financeiro e sociológico, ou nos relacionamentos transnacionais e nos cuidados ambientais e ecológicos. Desse modo, entende-se administração como um elo entre as ciências e a prática de governo, por isso convergente, e dependente de relações de governança, independência e soberania (política, governamental e/ou empresarial).

Portanto, cabe à administração a formulação de um modelo futurístico, sistêmico, proativo, integrado, equilibrado, acessível, flexível e de integralidade (inteireza) e de integridade (com valores éticos, sociais, humanizados, políticos e estratégicos) que realmente responda às necessidades futuras da humanidade em sociedade de nações e empresariais. Daí a importância da reformulação dos modelos de lideranças evoluídos por princípios da diplomacia *lato senso*.

O desenvolvimento do homem e o da sociedade têm de levar a um desenvolvimento sustentável da própria humanidade em perfeito equilíbrio com o universo e com a vida em nosso planeta. É responsabilidade da administração criar esse modelo teórico, juntamente com as demais ciências; é responsabilidade dos homens e dos governos, em todos os sentidos, criarem um novo modelo de gestão, humano, holístico, participativo, tecnológico, mas fundamentalmente de integridade e de integralidade convergente. Um modelo de gestão de relacionamento de excelência nas organizações e na sociedade, com amplo acesso, sem segregação ou discriminação de qualquer ordem, gênero ou espécie.

UMA ABORDAGEM FUTURÍSTICA PARA GESTÃO EMPRESARIAL

Ainda segundo o professor Buarque e outros pensadores, a sociedade atualmente em marcha é maravilhosa, abre a possibilidade de as pessoas viverem 120 a 130 anos, com plenitudes mental e física. É questão de mais 10 ou 20 anos para se atingir o quase ápice na área do controle das doenças e de qualidade da própria vida.

Da quinta onda em diante o homem viverá muito mais e será substituído nos trabalhos repetitivos, rotineiros, por robôs com inteligência artificial. Segundo Yuval Noah Harari, em 2040 o homem viverá 500 anos.

Esse caminho levará à construção de um mundo em que as pessoas estarão totalmente integradas em simultaneidade, de maneira ainda mais intensa do que ocorre hoje.

O **mundo será internacionalizado** nos costumes, nas falas, nas roupas, em tudo. Entretanto, teremos dois mundos coexistindo entre si, onde pessoas vão continuar na expectativa de viver apenas 45 anos, vítimas das fragilidades físicas e mentais, sem acesso às maravilhas da técnica.

Porém, as teorias de administração no formato dos modelos estruturais, muito comuns em nossas organizações burocráticas e fortemente presentes em nosso modelo de gestão empresarial, ainda têm gerado desconfianças que se juntam à herança cartesiana com visões mecanicista e reducionista, muito bem definidas como prisões psíquicas por Gareth Morgan (1996) em seu livro Imagens da Organização.

A visão fragmentada de Ford e Taylor juntou-se a abordagens de alguns pensadores modernos de administração e criou os paradigmas das tarefas, dividindo não apenas o trabalho, mas a própria organização, como mosaicos de especialidades, o que ainda tem dificultado um desenvolvimento mais rápido da teoria da integralidade convergente, por isso, é preciso rapidamente quebrar esses paradigmas de forma revolucionária e buscar uma reforma total dos valores do pensamento administrativo.

O movimento já iniciou e sentimos seus primeiros sinais com as teorias humanísticas, participativas e holísticas da administração, que, ao lado do desenvolvimento tecnológico, têm nos levado a repensar e até priorizar o conjunto de crenças, valores e métodos mais orgânicos nos processos de liderança e de gestão, daí a importância de se renovar os estilos de liderança, formatando um novo líder com características relacionais, holísticas, tecnológicas e sociais e de comportamento humanizado e conhecimentos altamente tecnológicos. Está surgindo o diplomata empresarial como novo modelo de líder.

Porém, até que se consolide o novo modelo, ainda durante um bom tempo, entre 15 a 20 anos, conviveremos com a mescla do modelo acentuado de competitividade, abordagens de concorrência, distúrbios, disputas e muitas disfunções e distorções, pois o modelo vigente ainda é de conflitos e especialmente de competição e muitas vezes não ético.

A gestão é a síntese de tudo nos relacionamentos humano e corporativo e sua liderança inovadora é a única capaz de permitir a coexistência da tecnologia com a qualidade de vida do homem.

Na modernidade ética da liderança inovadora nesse novo modelo de gestão deverá prevalecer a integralidade em todos os sentidos, com respeito à bioética, ao meio ambiente, com responsabilidade social e corporativa com ética, sem fraudes, sem corrupção e com respeito ao ético e à diversidade.

A gestão de integralidade deverá ser baseada na economia social com inclusão social, responsabilidade e controle social.

Sem um modelo de integralidade no mundo, na economia global, seremos fadados aos modelos de crises sistêmicas e recorrentes, além de disputas infundadas, e caminharemos ao autoextermínio de nações, organizações e da própria humanidade.

Esse novo modelo de gestão de integridade e de integralidade convergentes que vislumbramos terá como modelo de gestão uma abordagem *sui generis* formada pelas gestões participativa, holística, virtual, transcendental e essencialmente humanizada (voltadas para qualidade de vida do homem e do meio ambiente), que se processará com responsabilidades social e ambiental e redundará na plenitude da gestão, essencialmente focada nos relacionamentos.

INTEGRALIDADE CONVERGENTE NOS RELACIONAMENTOS

Um novo ciclo de desenvolvimento já está se prenunciando e rapidamente chegaremos ao ciclo da gestão com consciência holístico-transcendental, ou seja, com inteligência sob a perspectiva do relacionamento integral.

Esse novo ciclo já está em processo de gestação e rapidamente terá sua dispersão no mundo corporativo, prevendo-se um crescimento vertiginosamente acelerado e por consequência trará consigo um novo modelo de gestão, mais responsável e responsivo com a Sociedade e com o ambiente voltado não apenas para os aspectos tecnológicos, mas essencialmente para os aspectos humanos, éticos, sociais e relacionais.

RELACIONANDO-SE E ADMINISTRANDO
COM A MENTE E COM O CORAÇÃO

O desenvolvimento altamente acelerado proporcionará modelos sistêmicos inovadores, racionais e altamente intelectivos e, sem dúvida, o futuro que nos espera é de altíssima tecnologia, com formação de redes de todos os tipos com características institucionais, funcionais, corporativas, mentais e intelectuais, como demonstra a teoria da abrangência das redes em administração, defendida pela Drª Sofia Mountian.

Porém, em nossa concepção esse novo modelo de gestão de integridade e de integralidade convergentes será indubitavelmente de ciências com fidelidade nas relações e nas negociações com respeito ao ser humano, com o cliente e não apenas nas teorias acadêmicas da física, matemática com aplicações na engenharia e administração, mas de sentimentos, de intuição, de visualização, de parceria e essencialmente de fidelidade, para isso precisa-se urgentemente mudar paradigmas. E, portanto, propõe-se a transformação no quadro 1.

Essa abordagem de integridade e integralidade convergentes em administração que agora se evidencia como um modelo teórico para esse nosso século será uma abordagem para qual convergirão os novos modelos teóricos, científicos e de mapas mentais, com adição do humano, intuitivo e transcendental, corrigindo distorções e criando um mundo tecnológico mais humano, convergente e com ênfase nos relacionamentos entre os homens, governos, nações e organizações em geral.

Será um modelo do qual não poderemos fugir, mesmo com todos os percalços, distúrbios e disfunções pelos quais ainda teremos de passar, mas muito breve teremos um novo modelo ético de liderança holístico, pleno e altamente humanizado – verdadeiramente de Diplomacia Empresarial.

SEXTA ONDA – A POSSIBILIDADE DE
INTEGRAÇÃO HOMEM/MÁQUINA

Nessa quinta onda, caminhando para a sexta onda de desenvolvimento, é possível prever um grande desenvolvimento, onde se terá uma interação

QUADRO 1 ▪ Evolução das teorias contemporâneas para teoria de integridade e integralidade convergentes na gestão.

De: Teorias modernas de gestão virtual	Para: Gestão de integridade e integralidade convergentes
Conectividade tecnológica	Interconectividade humanizada
Interatividade	Interatividade holístico-humanizada
Competição (concorrência acirrada entre concorrentes competidores)	Coopetição (cooperação entre competidores)
Economia industrial (setorial)	Economia social (global)
Blocos econômicos e políticos	Interação e integralidade social e política
Lucro empresarial	Resultado corporativo social
Desequilíbrio dinâmico	Equilíbrio dinâmico
Responsabilidade corporativa	Responsabilidades corporativo-social e comunitária
Negociações corporativas e governamentais	Fidelização e relacionamentos empresarial, social e governamental
Terceirização	Parcerias inovadoras
Sociedades conflitantes	Sociedades de organizações e de pessoas
Ecologia e conscientização	Cuidados e sustentabilidade ambientais
Disputa (dissenso)	Consenso
Gestão tradicional: tecnológica, virtual, autocrática, mecanicista	Gestão de integridade convergente: participativa, holística, humanizada e tecnológica
Poder concentrado	Poder compartilhado
Rede virtual corporativa: internet	Rede de relacionamento – diplomacia empresarial
Corporação virtual tecnológica	Corporação de integridade e de Integralidade

Fonte: Elaborado pelo autor. Marketing de Relacionamento para Organizações de Saúde. Atlas, 2004.

fantástica entre o homem e a máquina e certamente com a inteligência artificial e com os supercomputadores quânticos operando seis mil quatrilhões de cálculos por segundo.

Essa aceleração que virá com a sexta onda será a completa integração convergente do físico com o digital e com o biológico.

PRENÚNCIO DA SEXTA ONDA – CONVERGÊNCIA HOMEM/MÁQUINA

A sexta onda será conhecida como a revolução da convergência digital, ou cultura das conexões, incluindo homem diretamente conectado à máquina.

Essa possível sexta onda de revolução do trabalho e das organizações já é bastante perceptível no momento, onde a gestão se faz de maneira ágil e extremamente ressignificante do ser humano.

Essa onda é um paradigma da física quântica e terá a mais acentuada característica a Teoria do Tudo, onde o todo está na parte e a parte está no todo, mediante a convergência das 4 forças do universo.

A quinta onda traz e trará o altíssimo desenvolvimento da *machine learning*, máquinas que apreendem e de forma muito mais veloz do que o homem.

Nesse momento da quinta onda e com os prenúncios da sexta onda de revolução do trabalho e do conhecimento, com a confluência entre o homem e a máquina, proporcionará melhor aplicação de cada um.

Certamente, o relacionamento profissional se fará mediante salas de videoconferências, ao molde do Conselho de Jedi. Isso já é bastante presente nesse momento, mas rapidamente essas videoconferências serão por hologramas e assim se obterá a interação completa, por multiverso, e que ainda estamos aprendendo nesta pós-pandemia.

Além disso ter-se-á a fusão definitiva das técnicas de economia com a automação e com o holismo. Portanto, já se faz presente a retroutopia, ou seja, um olhar no desenvolvimento acelerado para o futuro, mas com um sentimento de saudosismo.

Certamente, no período da sexta onda, com o desenvolvimento quântico, onde os computadores processarão mais de seis mil quatrilhões de cálculos por segundo, e com as máquinas fazendo tudo que é processamento repetitivo e com a capacidade de aprender, ter-se-ão grandes problemas de saúde mental, pois o humano não estará preparado para aceitar rapidamente sua substituição nem saberá o que fazer com seus períodos de ócio.

Ao humano caberá as decisões estratégicas processadas pelas máquinas. Mas essa sexta onda irá muito além, pois o corpo humano é um campo de tecidos biológicos e esses são computacionais, ou seja, espera-se efetivamente uma integração direta entre o homem e as máquinas, possibilitando a primeira geração de ser verdadeiramente holísticos e computacionais.

Nesse momento será necessário cuidar da saúde mental e do espírito, e somente a gestão espiritualizada poderá trazer.

À semelhança do universo, que demonstra que a teia cósmica é um complexo sistema de interconexão e de entrelaçamento entre todas as coisas e eventos, inclusive os humanos, essa sexta onda será de interconexões entre o humano e o computacional.

Desse modo, tudo isso é factível e será possível, mediante os estudos de neurofisiologia e observando o cérebro humano, chegar-se a uma intrincada teia de sinapses dos neurônios (rede neural de interconexão), configurando igualmente um sistema complexo de condução de energia e de relacionamento, por onde será possível a interconexão entre inteligência artificial das máquinas com os corpos e cérebros dos humanos.

Utilizando-se das ciências de computação, o cérebro humano é considerado por muitos cientistas um computador biológico, ou seja, o Hardware, enquanto a mente é o *software* que opera esse sistema computacional, envolvendo e integrando a genética humana, a biologia molecular humana com sociobiologia, antropologia, cultura, filosofia e, obviamente, com a aplicação da IA – inteligência artificial dos computadores, tudo integrado por essas interconexões, gerando, daí, a sexta onda da revolução com integralidade convergente entre homem e máquinas.

O fato mais importante nessa interconexão homem/máquina, além dos aspectos de implementar um plano dinâmico e inovador, será essencial que se desenvolva cada vez mais o eu espiritual evolutivo, e nesse ponto será importantíssimo o papel da Psicologia de suporte à saúde mental.

No campo das comunicações, essa sexta onda traz um acelerado desenvolvimento com sistemas computacionais de informações que leva à rede virtual, pois integra e converge por transmissão de informações, desenvolvendo a sabedoria e o conhecimento dos relacionamentos, não apenas computacionais e organizacionais, mas essencialmente humanos em um mundo cada vez mais tecnológico.

Deste modo, a importância da abordagem de integralidade convergente na gestão, adotando, além do desenvolvimento tecnológico, o conhecimento espiritual, essencial para o processo de gestão cientificamente humanizado, ou da abordagem se administrando com a mente, o coração e o espírito, de forma plena e consciente de todos os recursos do próprio processo de integralidade do ser humano.

No mundo das organizações, vive-se um período de valorização do comportamento e das relações com desenvolvimento de redes de trabalho e ao mesmo tempo uma conscientização de processos de integração.

No momento, o conhecimento caminha para sua plenitude, em pleno período de uma nova onda de revolução, ou seja, do conhecimento e da informação na velocidade da luz, gerando as organizações que aprendem em uma sociedade aprendente, entretanto urge que se trabalhe para que essa revolução alcance também não apenas o mundo da ciência, mas essencialmente da espiritualidade, mudando a consciência social e espiritual, transformando, renovando e convertendo o ser humano, objeto de todo trabalho, em um ser plenamente consciente e integrado, socialmente responsável, excelente e líder servidor, e somente será possível desenvolvendo essa supraconsciência espiritual nas organizações.

Dentro desse modelo, as melhores empresas para se trabalhar, ou seja, as organizações espiritualizadas, com mente (processos de tecnologia, gestão e resultados), coração (emoções) e espiritualidade (respeito à pessoa e ao ambiente), são uma organização de integralidade convergente, inteligência, conhecimentos, tecnologia, emoções e espiritualidade, ou seja, é uma organização que integra coletivamente o quociente intelectual (QI), o quociente emocional (QE) e o quociente espiritual (QS), gerando o QEEC (quociente emocional e espiritual coletivo) integrado ao processo de gestão.

As pessoas preferem trabalhar nas empresas espiritualizadas convergentes, pois acreditam naquilo que fazem e trabalham com mais segurança e emoção, visando atingir objetivos da organização que são delas também, pois são compartilhados dentro de um processo de gestão participativa.

Para construir uma organização convergente e que aprende, é preciso desenvolver continuadamente uma capacidade de criar, uma visão de futuro e enxergar a organização e seu ambiente como um sistema unificado, ou seja, dentro da visão holística com princípio dos campos unificados em uma sociedade mais justa, que aprende e se humaniza, mesmo com as maiores probabilidades de integração homem/máquina.

Nas organizações que aprendem, ou seja, nas organizações de gestão, metaforicamente quântica, os verdadeiros líderes são responsáveis por melhorar a qualidade do pensamento reinante nessa, melhorando inicialmente a qualidade do pensamento individual, por meio da excelência interior, e progressivamente a melhoria da qualidade do pensamento coletivo e, em consequência, a melhoria da qualidade do pensamento reinante na organização.

Os líderes e gestores atuando nesse processo de melhoria do pensamento e das ações na organização tornam-se formuladores de teorias, com a criação de novos quadros de referência, que poderão ser experimentados e testados na prática, em um constante aprendizado.

Reunindo todas essas observações e princípios científicos e estudando suas correlações e interconexões, levadas para a organização, chega-se à sua coesão ou integração, que dão origem aos relacionamentos quânticos na gestão, pelos quais cada escolha que se faz sugerir a probabilidade de escolhas futuras, influem também a interconectividade e conexidade quântica e, em consequência, afetando também as escolhas futuras de todas as outras pessoas.

O ser humano tem e sempre terá necessidades físicas, psicológicas, emocionais e espirituais, e o modelo esperado pela sexta onda deverá preservar a pessoa integralmente, mantendo as quatro dimensões universais da vida (corpo, mente, coração e espírito), que se refletem igualmente quatro necessidades ou motivações básicas: viver (necessidade de sobrevivência), aprender (necessidade de crescimento e desenvolvimento), amar (necessidade de relacionamento) e deixar um legado (significado e contribuição).

Para isso, por meio da teoria quântica, da neurofisiologia e neurociência, dos princípios e conceitos de redes neurais, virtuais e das teorias de administração, espera-se, nesse relacionamento homem/máquina, também a construção do gerenciamento da coesão, da integralidade, por meio da abordagem de integralidade convergente.

BIBLIOGRAFIA

Bauer R. Gestão da mudança: caos e complexidade nas organizações. São Paulo: Atlas; 1999.

Bethlem A. Estratégia empresarial: conceitos, processos e administração estratégica. 4ª ed. São Paulo: Atlas; 2002.

Borba VR. Administração Hospitalar – Princípios básicos. São Paulo; Centro São Camilo de Desenvolvimento em Administração da Saúde – CEDAS; 1985.

Borba VR. Teoria geral de administração hospitalar. Rio de Janeiro: Qualymark; 2010.

Borba VR. Marketing empresarial hospitalar. Rio de Janeiro: Cultura Médica; 1989.

Borba VR. Marketing de relacionamento no campo da saúde: o desafio da década. São Paulo: Jotacê; 2003.

Borba VR. Do planejamento ao controle de gestão. Rio de Janeiro; Qualytmark; 2008.

Borba VR. Marketing de relacionamento para organizações de saúde. São Paulo: Atlas; 2005.

Borba VR. BSC – Ferramenta gerencial para organizações hospitalares. São Paulo: Iátria; 2005.

Borba VR. Estratégias e plano de marketing para organizações de saúde. Rio de Janeiro: Cultura Médica; 2009.

Borba VR, et al. Gestão administrativa e financeira para hospitais. São Paulo: Atlas; 2009.

Borba VR, et al. Estratégia e ação: BSC no contexto da saúde. Rio de Janeiro: DOC; 2011.

Borba VR, et al. Espiritualidade na gestão empresarial. Rio de Janeiro: Qualitymark; 2011.

Borba VR, et al. Liderança e inovação: a marca do líder internacional. São Paulo: Sarvier; 2019.

Borba RV, Borba VR, Garcia B. A marca do novo líder empresarial. Ribeirão Preto, SP: EPD; 2016.

Buarque C. O Brasil no Terceiro Milênio. São Paulo: Coleção CIEE-50; 2001.

Caldas M, Wood T Jr. Transformação e realidade organizacional – uma perspectiva brasileira. São Paulo: Atlas; 1999.

Chiavenato I. Introdução à teoria geral da administração. 6ª ed. Rio de Janeiro: Campus; 2001.

Cavalcanti M, et al. Gestão estratégica de negócios: evolução, cenários, diagnóstico e ação. São Paulo: Thompson Pioneira; 2001. 385p.

Costa SB. Administração holística: a intuição como diferencial. São Paulo: Martin Claret; 1998.

Cunninghan MJ. Parcerias Inovadoras: o novo código genético dos negócios. Rio de Janeiro: Editora Campus; 2001.

Ferreira AA, Reis ACF, Pereira MI. Gestão empresarial: de Taylor aos nossos dias. São Paulo: Pioneira Thomson; 2002.

Gilley K. Liderança com o coração aberto. 9ª ed. Trad. Paulo César de Oliveira. São Paulo: Cultrix; 2003.

Gurovitz H. A chave de tudo – Revista Superinteressante (de 56 a 62p). Edição 186. São Paulo: Ed. Abril, março de 2003.

Mezzomo JC. Qualidade hospitalar – reinventando a administração do hospital. São Paulo: CEDAS Centro São Camilo; 1992.

Morgan G. Imagens da organização. Trad. Cecília Whitaker Bergamini e Roberto Coda. São Paulo: Atlas; 1996.

Pinto LFS. Gestão-cidadã: ações estratégicas para a participação social no Brasil. Rio de Janeiro: FGV Editora; 2002.

Rodrigues LHTI. A vendedora de sonhos – Luiza Helena comanda uma história de sucesso no varejo. Entrevista. TAM Magazine. Ano I nº 2. p. 34-43. São Paulo, SP; abril/maio, 2004.

Senge P. A quinta disciplina: a arte e a prática da organização que aprende. 13ª ed. São Paulo: Bestseller; 2002.

Toffler AH. Criando uma nova civilização: a política da terceira onda. Trad. Alberto Lopes. 6ª tiragem. Rio de Janeiro: Record.; 1999.

Wall SJ, Wall SR. Os novos estrategistas. Trad. Cyntia Azevedo. São Paulo: Futura; 1996.

Wardman KT. Criando organizações que aprendem. Trad. Cynthia Azevedo. São Paulo: Futura; 1996.

CAPÍTULO **2**

COMPETÊNCIAS EM SAÚDE

■ TERESINHA COVAS LISBOA

Um trabalho tem sentido para uma pessoa
quando ela o acha importante, útil e legítimo

Edgar Morin, 2008

CONCEITOS

O conceito de Competências apresentado por Dutra embasa a discussão sobre Humanização no Atendimento em Saúde e conceitua como um "... conjunto de conhecimentos, habilidades e atitudes necessários para que a pessoa desenvolva suas atribuições e responsabilidades" (2017, p. 28).

Queiroz define como "um conjunto de conhecimentos, habilidades e atitudes correlacionados que em ação agregam valor ao indivíduo e à organização, ao que denominamos de entrega" (2008, p. 21).

A instituição de saúde analisada sob a óptica da abordagem sistêmica encontra suporte na teoria que "vê a organização como uma reunião complexa de partes orientadas para dado fim, relacionando-se continuamente com um meio externo" (Meireles e Paixão, 2003, p. 169). O autor complementa com o conceito de que "a organização é vista como um conjunto de elementos, dinamicamente relacionados em busca de um objetivo, operando sobre dados, energia e matéria" (2003, p. 169). É a visão holística do serviço de saúde.

Morin, também, usando o pensamento de Pascal, afirma que a compreensão do todo só é possível por meio do conhecimento das partes e só se pode conhecer as partes a partir do momento que se conhece o todo. As unidades de saúde, por exemplo, funcionam dessa forma, pois possuem unidades que não atuam isoladamente.

Complementa-se com as experiências de Queiroz (2008), que discute a competência técnica e a competência comportamental, focando conhecimento, habilidade e atitude (saber, saber fazer, querer fazer).

Mosser e Begun (2015) complementam que as competências dos membros da equipe têm seu foco no paciente, considerando:

a) Respeito dos interesses de pacientes e familiares, conforme definidos por eles.
b) Solicitação integral da contribuição de pacientes e familiares em todas as etapas da prestação de serviços.
d) Execução das funções profissionais respeitando as diferentes culturas de pacientes e familiares.

Chiavenato conceitua "Competências" como as características que são necessárias para a obtenção e sustentação de uma vantagem competitiva (2009, p. 312).

O foco do autor é a competência organizacional, voltada para a estratégia, e está relacionada com a articulação para a obtenção de recursos. O estudo está dividido em dois momentos: a organização de um lado e as pessoas de outro. Porém, ambas caminham paralelas, visando atingir os objetivos propostos.

Queiroz cita variáveis que são evidentes no indivíduo competente, conforme demonstrado no quadro 2.

DISTINÇÕES

Outros autores fazem algumas distinções, segundo Queiroz (Quadro 3).

QUADRO 2 ▪ Variáveis de um indivíduo competente.

Conhecimento	**SABER**. Engloba os saberes apreendidos na faculdade, nos cursos, nas leituras, no trabalho e na escola da vida. Exemplo: conhecer os tipos de nado
Habilidade	**SABER FAZER**. É a dimensão prática que desenvolvemos na medida em que empregamos o conhecimento adquirido. Exemplo: exercita-se na piscina, nadando, capacitando-se na habilidade de nadar
Atitudes	**QUERER FAZER**. É a predisposição pessoal em fazer ou não alguma ação. É o que nos leva a pôr em prática os conhecimentos e habilidades. Exemplo: disciplina e persistência em aprender e treinar o nado
Entrega	**FAZER**. É executar efetivamente. Pôr em prática. Exemplo: nadar efetivamente

Fonte: Queiroz, 2008, p. 22.

QUADRO 3 ▪ Distinções.

Conhecimento	Saber	**Competência técnica**
Habilidade	Saber fazer	
Atitude	Querer fazer	**Competência comportamental**

Fonte: Queiroz, 2008, p. 22.

Na enfermagem, por exemplo, encontramos o conhecimento, que é o saber obtido nas instituições de ensino e que habilita o indivíduo a exercer sua atividade técnica (**saber fazer**); e o **querer fazer**, que é sua competência comportamental, momento de entrega às suas atividades e que leva o profissional à humanização.

POR QUE AS COMPETÊNCIAS?

Primeiramente, porque as empresas necessitam das competências organizacionais para sua existência e sobrevivência. Precisam, outrossim, do conhecimento de mercado e preparo para momentos de crises, lideranças articuladas para a criatividade e inovação. Enfim, segundo Dutra, competências correspondem a um conjunto de conhecimentos, habilidades e atitudes necessário para que a pessoa desenvolva suas atribuições e responsabilidades (2017, p. 28).

Em segundo lugar, porque a competência individual engloba "um conjunto de conhecimentos, habilidades, atitudes e valores que um indivíduo mobiliza e aplica, de forma reiterada, dentro de um contexto profissional, agregando valor à organização e a si mesmo" (Fernandes, 2013, p. 48).

As competências organizacionais e individuais necessitam, para sua existência e sobrevivência, de conhecimentos e competências organizacionais e estão vinculadas intimamente com a administração estratégica da organização, fazendo parte dos elementos que compõem o sucesso competitivo de cada setor. Para Fernandes (2013), "iluminam habilidades, atitudes e valores".

O indivíduo pode ser contratado pela sua habilidade e competência, porém, a empresa necessita oferecer um espaço para sua atuação, pois a desmotivação no trabalho pode impedir que as duas variáveis resultem em um atendimento de baixa qualidade.

O estudo das competências engloba dois modelos: organizacional e individual. De acordo com Fernandes, competência organizacional é "um conjunto de recursos articulados que geram valor para a organização e que podem ser transferidos a outras áreas, produtos ou serviços da organização e impactam o desempenho organizacional em um fator-chave de sucesso" (2013, p. 19).

O quadro 4 demonstra a definição das competências por eixo, onde as diferenciações são bem evidenciadas.

As competências organizacionais e individuais necessitam, para sua existência e sobrevivência, de conhecimentos e competências organizacionais e estão vinculadas intimamente com a administração estratégica da organização, fazendo parte dos elementos que compõem o sucesso competitivo de cada setor. Para Fernandes (2013), "iluminam, habilidades, atitudes e valores".

O indivíduo pode ser contratado pela sua habilidade e competência, porém, a instituição necessita oferecer um espaço para sua atuação, pois a desmotivação no trabalho pode impedir que as duas variáveis resultem em um atendimento de baixa qualidade.

QUADRO 4 ▪ Definição das competências por eixo.

Competências organizacionais	Competências individuais
Custo	Orientação a custos e qualidades
Qualidade	Gestão de recursos e prazos
Processo produtivo	Trabalho em equipe
Distribuição	Planejamento
Monitoramento de mercado	Interação com sistemas
Comercialização	Multifuncionalidade
Parcerias estratégicas	Relacionamento interpessoal
Inovação de produtos e processos	Capacidade de inovação
Qualidade	Comunicação eficaz
Monitoramento tecnológico	Articulações interna e externa
Imagem	Absorção e transferência de conhecimentos
Parcerias tecnológicas estratégicas	Liderança e trabalho em equipe
	Resolução de problemas
	Utilização de dados e informações técnicas

Fonte: Quadro desenvolvido e adaptado pela autora com base nas reflexões efetuadas por Fleury e Fleury, 2000.

No quadro 4 vemos a diferenciação das competências, muito embora seja importante lembrar que ambas caminham lado a lado.

E, assim, o gestor tem condições de fazer uma avaliação de sua equipe, verificando se as competências instituídas pela organização estão sendo atendidas em sua totalidade. Caso não, ações corretivas são instituídas para a melhoria da qualidade do atendimento. O próprio paciente ou acompanhante pontuam as intercorrências desse atendimento.

Podemos avaliar a equipe por meio de vários indicadores. Como exemplo, temos o serviço de atendimento em saúde (hospitais, clínicas, laboratórios etc.), pois é o primeiro contato que o paciente estabelece com a instituição. O profissional precisa ser bem treinado, "gostar de pessoas", demonstrar cordialidade, respeito, ética, educação e simpatia. As informações devem ser seguras e verdadeiras e mostrar-se eficientes na solução das possíveis intercorrências.

A percepção do gestor é muito importante nesse momento. Como foi explanado anteriormente, a instituição de saúde é composta de inúmeros profissionais, com técnica, habilidades e competências diferenciadas. Consequentemente, a educação permanente das lideranças se faz necessária para que possa avaliar o desempenho das equipes.

AVALIAÇÃO DAS COMPETÊNCIAS

A avaliação das competências consiste nos seguintes itens, conforme citado por Dutra (2017):

- Análise das pessoas a partir de sua individualidade: quando a pessoa não consegue entregar o que dela se espera.
- Análise das deficiências individuais: quando conseguir detectar o porquê da não entrega ao trabalho.
- Análise da efetividade das ações de desenvolvimento: quando é possível medir a cumplicidade entre a ação e o plano de ação.
- Adequação das ações de desenvolvimento: da mesma forma que se analisa as pessoas respeitando sua individualidade e singularidade, importante pensar no seu desenvolvimento.

Queiroz (2008) propõe, no quadro 5, situações do dia a dia que possibilitam observar e avaliar.

Uma observação importante do autor é a de que se o colaborador tiver conhecimento e habilidade baixos, a entrega às atribuições também o será.

Há necessidade de uma intensidade de entrega muito grande na área de saúde, pois os critérios de avaliação de acolhimento e humanização precisam ser rígidos. Nos hospitais de oncologia, doenças infectocontagiosas apresentam um grau de estresse pelas situações de perdas e longas permanências. O mesmo ocorre em casas de repouso, pois são pacientes dependentes e necessitam de assistência 24 horas. Nesse caso, a entrega é total. As empresas de *home care*, também, reforçam esse pensamento, pois os profissionais permanecem nas residências, convivendo culturas, raças e gêneros diferenciados.

QUADRO 5 ■ Situações do cotidiano.

Conhecimento	Habilidade	Atitude	Resultado
Apresenta	Apresenta	Apresenta	Ok! Entrega efetuada. Fatores externos podem influenciar essa entrega
Não apresenta	Não apresenta	Não apresenta	Entrega não efetuada
Não apresenta	Não apresenta	Apresenta	Entrega comprometida. Quando efetuada, a qualidade é precária e recaem sobre ela elevados gastos de tempo e recursos
Não apresenta	Apresenta	Apresenta	Entrega com baixa qualidade, gastos maiores de tempo e recursos
Apresenta	Não apresenta	Apresenta	Entrega com baixa qualidade, gastos maiores de tempo e recursos
Apresenta	Apresenta	Não apresenta	Entrega comprometida. Quando efetuada traz em seu ventre desinteresse, desmotivação e falta de criatividade, o que gera grandes gastos de tempo e recursos

Fonte: Queiroz, 2008, p. 23-24.

Porém, tudo dependerá da cultura da organização e do poder de liderança. Sakamoto cita que "as habilidades de liderança constituem um dos conjuntos de capacidades mais importantes que um mundo de mudança necessita (2015, p. 140)".

O papel do gestor, como avaliador, é o de integrador, também. Com isso, a valorização e o desenvolvimento profissional das pessoas estimulam os crescimentos pessoal e profissional.

ESTUDO DE CASO: HOSPITAL SANTA CATARINA

Referência de qualidade na prestação de serviços de saúde no Brasil, o Hospital Santa Catarina foi fundado em 6 de fevereiro de 1906 por: Irmã Beata Heinrich (Congregação das Irmãs de Santa Catarina), Dr. Walter Seng (médico) e dom Miguel Kruse (monge do Mosteiro de São Bento).

Dedicado, desde seu nascedouro, à filantropia, construído na Avenida Paulista, o Hospital Santa Catarina embasou-se em valores éticos, humanizados e cristãos. Cuidando de pacientes, inicialmente infecto-contagiosos, vocacionou-se ao atendimento sedimentado na atenção e no cuidado ao paciente, além do compromisso em prestar uma assistência integralizada, qual seja o cuidado técnico e também espiritual.

No decorrer do tempo, cônscios das necessidades emergentes na área da saúde, investiu-se na ampliação tecnológica e na infraestrutura, como também na capacitação de colaboradores, buscando-se dispensar um tratamento com excelência, mas humanizado, ético e cristão. Para possibilitar o atendimento de um maior número de pessoas, fez parcerias com os principais convênios de saúde.

MISSÃO, VISÃO E VALORES

Nossa missão, visão e valores formam os princípios que norteiam ações, refletem nossa identidade organizacional e mostram para pacientes, colaboradores e empresas parceiras como conduzimos nosso trabalho.

Missão

Promover a vida por meio de uma assistência segura, humanizada e cristã, contribuindo para a **sustentabilidade da Associação Congregação de Santa Catarina**.

Visão

Ser referência de entidade filantrópica no Brasil.

Valores

- Tradição.
- Humanização.
- Credibilidade.
- Respeito e dignidade.
- Empreendedorismo.

Competências implantadas para contratação de colaboradores.

Iniciativa – mostra iniciativa para conduzir sua carreira, assumindo responsabilidade por seu desenvolvimento e tomando decisões alinhadas ao contexto organizacional.

Melhoria contínua – busca constantemente aprimorar seu trabalho, prezando sempre pela qualidade, seguindo as exigências de segurança e considerando variáveis do mercado.

Autoconhecimento – conhece suas características (fortalezas e fraquezas) e tem equilíbrio para lidar com elas em diversas situações, sejam elas positivas ou negativas.

Visão sistêmica – possui visão macro (partes e o todo) e a utiliza no alcance do resultado.

Foco no cliente – trabalha para atender o cliente (interno e/ou externo) antevendo suas necessidades e oferecendo um atendimento humanizado e de credibilidade.

Relacionamento interpessoal – aberto a se relacionar, contribuir e cooperar com diferentes pessoas em diversos contextos, fazendo uso dos diversos canais de comunicação.

Sustentabilidade – busca resultados duradouros e sustentáveis, cuida dos impactos que suas ações, decisões e relações causam em colaboradores, organização, Associação Congregação de Santa Catarina (ACSC), clientes, comunidade e meio ambiente.

Gestão de pessoas – tem as pessoas como valor e promove seu desenvolvimento. Essa competência é avaliada somente para cargos de gestão. (www.hospitalsantacatarina.org.br)

DEPOIMENTO DA GESTORA

As competências são muito evidentes e estão contidas no *site* do hospital.

Possuímos 34 casas e 17 mil colaboradores nos Estados: Ceará, Espírito Santo, Goiás, Minas Gerais, Mato Grosso, Rio de Janeiro, Santa Catarina e São Paulo.

Nosso desenho está contido numa colmeia, envolvendo saúde, educação e assistência social. Com esses princípios, treinamos e capacitamos as lideranças que, posteriormente, multiplicam os liderados.

Entre as prioridades do Hospital Santa Catarina estão a gestão de qualidade e a segurança do paciente. Nossos processos são sempre atualizados e criam mecanismos de melhorias contínuas para as práticas assistenciais e administrativas.

Realiza uma média de quinze milhões de atendimento por ano.

O trabalho realizado pela Instituição é reconhecido e acreditado pela Organização Nacional de Acreditação (ONA) com nível de excelência, certificação máxima concedida por essa organização. A ONA utiliza um sistema de avaliação e, após análise, reconhece formalmente e certifica a qualidade dos nossos serviços prestados.

PROCESSOS DE QUALIDADE

A assistência prestada ao paciente é pautada pelas seis metas internacionais de segurança, recomendadas pela Organização Mundial da Saúde (OMS):

- Identificar os pacientes corretamente.
- Melhorar a efetividade da comunicação entre profissionais da assistência.
- Melhorar a segurança de medicações de alta vigilância.
- Assegurar cirurgias com local de intervenção correto, procedimento correto e paciente correto.
- Reduzir o risco de infecções associadas aos cuidados de saúde.
- Reduzir o risco de lesões aos pacientes, decorrentes de quedas.

O projeto Salus Vitae procura a Redução do Sofrimento e tem a seguinte premissa:

Quais são as responsabilidades da diretoria corporativa de qualidade e segurança do paciente?

Tornar o cuidado mais seguro, de maior qualidade, minimizando riscos, mitigando dores e sofrimento e suas consequências por meio da provisão de recursos, remoção de barreiras e engajamento da liderança das Casas.

A meta é a segurança do paciente (Lisboa, 2015).

BIBLIOGRAFIA

Aguiar OB de, Kraemer FBK, Menezes MFG de. Gestão de pessoas em unidades de alimentação e nutrição. Rio de Janeiro: Rubio; 2013.

Argyris C. A integração indivíduo-organização. São Paulo: Atlas; 1975.

Bergamini CW. Liderança: administração do sentido. São Paulo: Atlas; 1994.

Borba VR, Lisboa TC. Teoria geral de administração hospitalar: estrutura e evolução do processo de gestão hospitalar. Rio de Janeiro: Qualitymark; 2006.

Chiavenato I. Gestão de pessoas. 2ª ed. São Paulo: Elsevier, Campus; 2005.

Dutra JS. Competências: conceitos e instrumentos para a gestão de pessoas na empresa moderna. São Paulo: Atlas; 2017.

Fernandes BR. Gestão estratégica de pessoa: com foco em competências. Rio de Janeiro: Elsevier; 2013.

Finamor ALN, Alves CSC, Souto SO, Souza VL de. Gestão de pessoas em saúde. Rio de Janeiro: FGV; 2010.

Fleury MTL, Fleury A. Estratégias empresariais e formação de competências. São Paulo: Atlas; 2000.

Foucault M. Historia de la loucura em la época clásica. 2ª ed. Ciudad Autónoma de Buenos Aires: Fondo da Cultura Ecónomica, 2015.

Lisboa TC. Competências de gestores no processo de humanização em saúde. São Paulo: Laços; 2015.

Meireles M, Paixão MR. Teorias da administração: clássicas e modernas. São Paulo: Futura; 2003.

Morin E. O método 1: a natureza da natureza. 2ª ed. Porto Alegre: Sulina; 2008.

Mosser G, Begun JW. Compreendendo o trabalho em equipe na saúde. Porto Alegre; AMGH; 2015.

Queiroz C. As competências das pessoas: potencializando seus talentos. 6ª ed. São Paulo: DVS Editora; 2013.

Sakamoto K. Cultura organizacional: aspectos comportamentais. São Paulo: Laços; 2014.

CAPÍTULO **3**

O LÍDER DE GESTÃO INOVADORA – MODELO DE GESTÃO DE INTEGRIDADE E INTEGRALIDADE CONVERGENTES

■ Valdir Ribeiro Borba

PRELIMINARES

Por esta perspectiva de novo modelo de gestão, a empresa que encanta será desenvolvida pelas gestões integrada, participativa, proativa e com abrangência teleológica ou holística (Figura 2). É o tipo de empresa que permite a sensação de conectividade e de interatividade com o todo e que proporciona uma visão abrangente do universo social e empresarial.

Essa empresa, sem dúvida, além da tecnologia e dos resultados mensuráveis em balanços patrimoniais, valorizará também o homem e seu universo, entendendo que o processo produtivo pode e deverá ser de

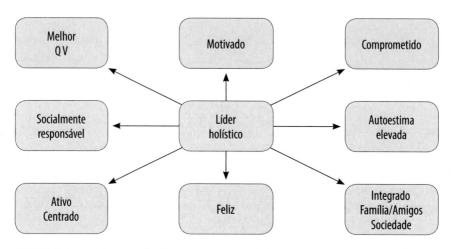

FIGURA 2 ▪ Liderança holística. Fonte: Modelo preconizado pelo autor (Borba, 2003).

excelência, com qualidade e humanização nos seus relacionamentos e produtos. Será o verdadeiro encontro da tecnologia e seu tecnicismo objetivo com o estratégico-relacional.

A gestão holística integra o universo da organização, agrupando e potencializando as partes, na busca dos desenvolvimentos organizacional e humano e de resultados otimizados, com criatividade, intuição, flexibilidade, conhecimento técnico e modernas metodologias, misturados pela sinergia do processo por meio das lideranças situacional e relacional em busca da fidelidade do todo e das partes.

Essa moderna gestão será exercida por um líder com alta capacidade técnica e bem relacionado, centrado e equilibrado com as forças que movem o todo, incluindo pessoas, empresas, governos e nações.

O líder dessa nova organização será um líder com *in Theo*, ou seja, com entusiasmo e motivação íntima, visando objetivos e valores superiores, tais como ética, respeito, lealdade, princípio humanístico e sem desprezar os motivos externos de sucesso e satisfação pessoal. Esse novo líder exercerá a liderança de integridade (valores) e de integralidade (inteireza) nesse novo modelo de gestão holística ou diplomacia empresarial.

BASE PARA O LÍDER HOLÍSTICO
COMO DIPLOMATA EMPRESARIAL

A convergência é o caminho da parte para o todo. É a realidade físico-natural da essência do próprio humano e que nos mantêm íntegros e relacionados.

A convergência é o caminhar para integralidade do ser pleno, que se prepara para excelência nos relacionamentos, pois quando integramos os diversos eu(s) em um eu próprio integrado, progredimos rumo às totalidades física, social e psicológica.

Nesse estado de ser, tornamo-nos unificados e com a consciência mais aberta, livres de preconceitos e de dogmas, e nossos poderes se reúnem em integração eficientemente coordenada, e com isso liberamos e recebemos energia em plena sinergia com as pessoas e com o ambiente.

LÍDER HOLÍSTICO DE INTEGRIDADE
E INTEGRALIDADE PROFISSIONAL

O líder dessa nova abordagem científica da administração com agilidade e tecnologia é essencialmente tecnológico e holístico, altamente competente e relacionado. Fiel e altamente comprometido com o trabalho e com as pessoas. Mantém intimamente entusiasmado e altamente motivado. É um ser ativo e centrado na tecnologia, nos processos e essencialmente nas relações pessoais e empresariais. Além da dedicação ao trabalho, é também plenamente integrado com a família, amigos e sociedade em geral. Faz do seu trabalho e dos seus relacionamentos uma brilhante oportunidade para melhorar a qualidade de vida das pessoas, agindo com responsabilidade social, o que o torna plenamente feliz.

Esse novo líder é um profissional com capacidade de relacionamento. Essa relação é baseada em consideração positiva que permite realizar tanto o potencial próprio quanto o de outras pessoas, permitindo ainda que seja criada uma identidade integrada maior que a soma das partes, que se ilumina por toda a organização por meio do consciente emocional coletivo.

Esses líderes holísticos como verdadeiros diplomatas empresariais são potencialmente condutores de melhores resultados no trabalho, pois possuem as características de liderança convergente e renovadora que lhes dotam com a capacidade de garantir valores, atitudes e comportamentos que intrinsecamente motivam a eles mesmos e aos outros, a fim de que tenham uma percepção mais aguçada da efetividade das relações e dos negócios.

Esse líder moderno é uma pessoa consistente e difusor do *empowerment*. Atua preparando indivíduos para agirem plenamente em um processo de delegação e gerência participativa. Consequentemente, *esse novo e moderno líder formata a nova organização e encanta parceiros e clientes.*

CARACTERÍSTICAS DA ATUAÇÃO GERENCIAL

Preocupando-se com o desenvolvimento de sua capacidade gerencial e atendendo aos seus novos deveres e funções, como executivo e diplomata empresarial, o líder distingue-se pelas seguintes características:

Ele é um "gestor e Diplomata Empresarial" – preocupado com estratégias, objetivos e metas, tecnologia e programas, mas também, essencialmente, com gestão de talentos e com o bem-estar dos seus comandados, desenvolvendo uma gestão estratégica integral. Usa a tecnologia e desenvolve pessoas.

Ele se desvincula da ação meramente executória, concentrando-se sempre mais na ação decisória e de relacionamentos empresariais. É por isso que o executivo cada dia mais se distingue. Como "tomador de decisões e representante diplomático", o gestor eficaz dispõe de habilidade necessária para optar entre duas ou mais alternativas e para assumir os riscos inerentes à ação e às negociações, bem como os relacionamentos empresariais.

Ele usa adequadamente o tempo – o tempo é o recurso mais importante do gestor e ele valoriza o tempo tanto nas ações quanto nas relações empresariais de negociações e de representação.

Tratando-se de um bem inelástico, ele o distribui e programa de acordo com a importância de suas responsabilidades, respeitando os aspectos de representatividade empresarial nos relacionamentos e priorizando os compromissos que envolvam estratégias com repercussão de dimensão de governança.

Tem consciência da função inovadora que lhe compete na empresa, reservando para si um tempo suficiente para a reflexão e o estudo.

Ele usa esse tempo preocupado não com as atividades exigidas pela organização, mas com suas responsabilidades diante dessa.

Ele tem consciência de ser o executivo e o representante diplomático da organização – o executivo moderno não se questiona a respeito de atividades que a organização lhe atribui, mas a respeito das suas responsabilidades diante dela e de seus liderados. Em vez de perguntar o que deve fazer para a organização e para os colaboradores, procurar saber qual a contribuição que ele como gestor deve dar.

Mais do que se preocupar com o passado, deve preocupar-se com o que há de vir e investigar novas oportunidades para a organização.

O gestor moderno sabe que seu recurso mais importante é o conhecimento amplo e antenado, inclusive em âmbito internacional. A experiência não é suficiente para a identificação de soluções novas. Ele investe, portanto, no conhecimento que lhe proporciona e garante a imaginação de novos objetivos para a empresa e a realização das mudanças de base que essas exigem.

Como executivo e o diplomata empresarial (representante da organização), ele não se transforma em simples executor de procedimentos, capaz apenas de modificar apenas os processos, ao contrário, é essencialmente estrategista e se volta para os objetivos da organização que a adaptam às novas condições e exigências ambientais, nacionais e internacionais. Ele não se fecha em sua organização, mas olha para cima e para os lados, ou seja, para seu exterior.

Tem consciência de que sua responsabilidade primária está no atendimento às necessidades externas ao ambiente e, por isso subordina a estrutura, os critérios e os métodos organizacionais aos programas que, por sua vez, devem responder às necessidades ambientais, ao essencial e não apenas ao importante.

Ele se preocupa em cumprir bem as importantes e decisivas responsabilidades e atividades – o executivo moderno e eficaz seleciona o que será objeto de sua atuação e se concentra em poucos itens; naqueles que, de fato, são representativos e farão diferença no seu desempenho e perante o mercado.

Selecionando, ainda, o objeto de sua atuação, o executivo moderno imagina e mantém a organização jovem, flexível e ávida por coisas novas, não sobrecarregando com pesos inúteis, que só lhe dificultam a caminhada e a renovação.

Ele estabelece objetivo e metas e prevê resultados – ele não vive do passado nem se satisfaz na avaliação do presente. O que lhe interessa é o futuro. Ele sabe o que quer e onde e quando sua organização deve chegar. E de fato para lá ele a conduz. Ele identifica os caminhos e os percorre com segurança, não se detendo em sua marcha. Sua visão é global e sua gestão holística em 360 graus. Como diplomata empresarial, não isola a organização do meio ambiente, mas permite e provoca a interação recíproca e age em razão dessa, elaborando programas, definindo objetivos, traçando políticas e avaliando resultados.

Concebendo a administração como ciência social aplicada, garante-lhe, pela prioridade do humano sobre o mecânico, concentração nos resultados a que se propôs – o gestor moderno, como diplomata, enfoca prioritariamente as relações pessoais, a agregação de valores, a competência interpessoal, o clima psicossociológico organizacional, os estilos e os perfis de liderança, as diversidades, as possibilidades de autorrealização no trabalho e a criatividade. Define e busca alcançar os objetivos corporativos, individuais e coletivos, desenvolvendo talentos e criando oportunidades.

Essa nova concepção da administração, pelo maior poder de motivação que encerra, além de realizar as pessoas, possibilita pela elevação da produtividade, que a empresa atinja os objetivos e as metas previstas.

Assumindo essa concepção da administração, o executivo distingue-se de fato do executor e vence o desafio de alcançar resultados por meio da participação efetiva de pessoas. Desafio, aliás, difícil de vencer porque a tendência é garantir resultados pelo esforço próprio. Saber produzir por meio de outros é um dos critérios da eficácia do executivo.

Ele concebe a organização como um sistema aberto – o gestor moderno e eficaz não isola a empresa, mas garante sua permanente interação com o meio ambiente sobre o qual exerce influência e pelo qual é influenciado.

Em face disso, a empresa supõe e exige constante e apurada informação do ambiente para poder responder-lhe com acerto. Em outras palavras, desconhecendo o ambiente, a empresa não lhe poderá dar respostas adequadas e talvez continue oferecendo produtos ou serviços indesejáveis e até desnecessários, reduzindo sua capacidade de autossustentação e a obtenção de seus propósitos.

Concebida e administrada como sistema aberto, a empresa tem capacidade de crescimento, mudança, adaptação e até autorreprodução, o que não acontece com os sistemas fechados cuja administração está concentrada nas regras de seu funcionamento interno, nos procedimentos e não nos programas que devem operacionalizar as demandas do ambiente.

Concebendo ainda a organização como sistema aberto interagindo com o ambiente, o administrador eficaz não importa soluções e técnicas de ambientes que lhe são diferentes. Ele, também, não se torna insensível à necessidade de mudanças e de adaptações contínuas dos produtos ou serviços à demanda em constante mutação. Mesmo que, no passado, tenha sua organização obtido excelentes resultados, ele não se acomoda nem se tranquiliza porque os tempos mudam e sua empresa também o deve fazer, para não se tornar desnecessária ao ambiente.

Esse é o papel mais importante do gestor executivo como diplomata empresarial.

O executivo moderno e eficaz lidera programas e projetos – atento para a identificação das necessidades do meio ambiente e descobrindo-as; o eficaz as transforma em programas ou projetos que ele mesmo lidera e defende.

O executivo ágil domina a tecnologia mais avançada de informações com sistemas de altíssima tecnologia que abrange inteligência artificial, realidade virtual, teleinformações com teles serviços, ensino EAD, robótica e outros recursos do desenvolvimento tecnológico do presente e do porvir.

É claro que ele distingue o importante do essencial, concentrando-se neste último.

Para o gestor eficaz, o passado já não tem o mesmo valor de possibilitar a previsão do futuro que teve até há algum tempo, pois ele sabe que estamos na "era da evolução contínua, do conhecimento e da informação".

Ele sabe que revoluções tecnológicas e evoluções sociais resultam em um novo ambiente que interfere nos objetivos e nas metas da empresa, exigindo do executivo extraordinária capacidade de adaptação aos novos desafios, demandas e exigências. Para ele, já não basta que a organização responda aos problemas do presente, como fazia no passado. Ela deve preparar-se, sempre mais, para oferecer uma resposta válida aos problemas do amanhã, que precisa antever. E isso exige não apenas mudança, mas inovação. Novas formas e novas estratégias organizacionais devem ser as respostas à nova realidade ambiental que se cria. Daí os novos programas e aplicativos que precisa criar, liderar e defender para garantir à sua função legitimidade e importância.

Sem inovação e sem os correspondentes programas, a organização não poderá enfrentar os novos desafios que lhe são feitos por um ambiente e mesmo por um futuro que já se faz presente.

A inovação é difícil e complexa. Ela não se confunde com uma administração boa ou eficiente. Exige a criação de novos objetivos e de novos meios para atingi-los. Exige atenção para o que está surgindo e não para o aperfeiçoamento do passado. Exige que os esforços sejam concentrados no essencial, no que, de fato, maximiza os resultados da organização e lhe assegura juventude e flexibilidade permanentes, facilitando sua adequação às novas situações ambientais.

Vê-se, pois, que o gestor eficaz, como diplomata empresarial, não é aquele que se concentra em sua empresa e lhe assegura uma estrutura eficiente, mas aquele que a faz interagir com o meio ambiente e possibilita responder com eficácia às novas exigências e desafios que lhe são feitos por meio de programas correspondentes.

Esse gestor também se envolve diretamente com programas de responsabilidades social e ambiental, procurando contribuir para a qualidade de vida, não apenas em sua organização, mas para toda a sociedade.

O executivo eficaz dá ênfase à essência – todos os bons executivos afirmam que o foco essencial é o que importa, e o essencialmente eficaz, de fato, lhe dá a primazia sobre a forma. Por que a forma exerce um fascínio difícil de evitar e acaba atraindo o interesse da maioria dos gestores que gostariam de ser eficazes.

Essa tendência cresce com a complexidade das organizações.

O executivo moderno distingue, portanto, o fundamental, ou seja, a essência do secundário. Ele vai ao âmago de suas responsabilidades e não fica pela rama. Dedica seu tempo ao que lhe é pertinente e exclusivo e não ao secundário e ao delegável. Examina constantemente seu proceder (atitudes e comportamentos) para afastá-lo da forma e dirigi-lo para a essência. Os gestores modernos, eficazes e interessados na essência, relacionam-se em função dela.

O líder eficaz prioriza a qualidade, a acreditação e a entrega de bens e serviços com valores agregados que possam satisfazer plenamente os clientes e consumidores. Busca sempre a essencialidade da qualidade de seus produtos e serviços.

O líder eficaz é um líder holístico e verdadeiro diplomata empresarial – como líder, sabe da importância de se envolver e de participar do processo de integralidade com integridade e por isso desenvolve sua inteligência multidisciplinar, e atuando como ser integral aplica sua inteligência racional e tecnológica (QI) juntamente com suas emoções (QE) e a inteligência social e espiritual (QS), não somente no trabalho, mas em todas as suas relações, tornando-se **líder empresarial espiritualmente inteligente**, o que faz de si um **verdadeiro empreendedor e diplomata empresarial sensível**, que compartilha seu sucesso, gerando riquezas e valores materiais e transcendentais para todos. Essa é a sua MARCA.

GESTÃO ÁGIL E TECNOLOGIA E O LÍDER

Essa nova teoria de gestão de integralidade convergente está formatando o modelo de gestão com altíssima base na tecnologia e, com isso, novas ferramentas alimentam esse modelo.

A gestão ágil não é apenas no sentido de urgência, mas de assertividade e de resolubilidade dos processos e dos relacionamentos.

Do ponto de vista essencialmente tecnológico, a gestão desenvolve suas ferramentas e as principais são: Inovação, Gestão 4.0, Marketing Digital e essencialmente Gestão com honra, que tem por base o *compliance*, o ESG (sigla em inglês *Environmental, Social and Governance*) que permite a plenitude nas sustentabilidades ambiental, social e de governança corporativa.

NOVA LIDERANÇA DO EMPREENDEDORISMO E DA INOVAÇÃO

Trabalha os perfis do novo líder dentro de modelos de liderança que abarcam tanto o presente real, como o futuro bem próximo, disruptivo e de inovação, e que exige e continuará exigindo líderes focados em estratégias conectoras. Por isso, entende-se que esses modelos são e serão o caminho a ser preparado para os profissionais que desejam construir e reconstruir suas carreiras com pensamentos disruptivos e exponenciais e resultados massivos.

Esse modelo aqui denominado de "Líder 4.0" traz a proposta de uma nova liderança preparada para o futuro, com traços fortíssimos do profissional empreendedor e conector do futuro.

É aquele que está se preparando para uma nova realidade virtual, com isso, espera-se que esses profissionais, oriundos de qualquer área do conhecimento humano, sejam preparados para o mundo virtual que se descortina. Desse modo, administradores, analistas, engenheiros, médicos, biólogos, advogados, internacionalistas deixam de ser meramente profissionais especialistas, fechados em suas técnicas, para ser profissionais abertos para esse novo mundo da realidade virtual, da robótica, da inteligência artificial e do *marketing* digital. Espera-se que saiam rapidamente do analógico, do operacional, do presencial e adentrem no digital, no trabalho em rede e na presença por meio do *home office*, interligado, plugado neste novo mundo.

Este novo mundo não é mais tão corporativo, mas disruptivo e cheio de inovações, de empreendedorismo profissional e social, e para isso é preciso sair da inércia e assumir o controle da vida e da profissão plasmada no virtual e dirigida pelo digital.

Existe uma confluência de conhecimentos profundos e processos e ações Interoperativas, integrando a inteligência artificial com internet, robótica, impressão 3D, nanotecnologia, veículos autodirigíveis, computador quântico teletransporte e telesserviços e tantos outros de novas matrizes cibernéticas.

Não é difícil empreender individualmente neste momento, mas é preciso estar preparado, pois as profissões não serão mais as mesmas e todas passarão por uma rápida e acentuada transformação, e os frutos são e serão acentuadamente mais gratificantes.

POR QUE LÍDER 4.0

Segundo Tofler e outros autores, um novo momento ou nova onda está se implantando em nossas indústrias e nas relações de trabalho, por meio do emprego da internet e dos microprocessadores denominada de onda da tecnoeconomia virtual, ou indústria 4.0; entenda-se aqui não apenas a indústria fabril, mas todo o setor, incluindo serviços e o terceiro setor.

Com a propagação da internet expande-se nossa capacidade mental com memória auxiliar, velocidade e especialmente pela substituição da necessidade presencial, desenvolvendo-se assim a capacidade de acesso a diversos locais ao mesmo tempo, através da rede mundial de computadores, redimensionando e redirecionando as barreiras físico-geográficas para a realidade digital.

Nessa onda percebe-se novamente a quebra de paradigmas com deslocamento da mão de obra para o setor de serviços e uma nova ordem, acelerando a inteligência dos negócios e a capacidade da inteligência humana, com desenvolvimento da capacidade de aprendizado e a velocidade na transmissão e absorção de conhecimentos, fazendo surgir, a partir da gestão virtual e da gestão holística, as organizações virtuais, dentro do contexto de organizações que apreendem, uma sociedade igualmente de aprendizado compartilhado.

Essa quarta onda, denominada indústria 4.0, mesmo com intensa revolução, ainda está no estágio inicial, muda e mudará tudo em relação ao trabalho e à sociedade e, certamente, a cada dois anos teremos alterações profundas na indústria e nas relações de trabalho.

Certamente, a neurociência em conjunto com a realidade virtual e a inteligência artificial formarão os robôs inteligentes e com velocidade quântica, certamente teremos uma grande transformação com mudança total do que conhecemos, e o ensino e o aprendizado, em especial de gestão, serão transformados e os novos líderes 4.0 serão os construtores do futuro.

Sem dúvida, está sendo inaugurada uma nova onda com saltos quânticos, essencialmente tecnocientíficos, e que provoca e continuará provocando a mudança de paradigma nas profissões, daí a importância do líder adequado, ajustado e capacitado, **líder 4.0**, para esse despertar, pois já estamos vivendo essa quarta revolução (onda) denominada indústria 4.0 e tecnologia 5G.

PRINCIPAIS QUALIDADES DO LÍDER 4.0

- Pensamento exponencial – pensamento *bold.*
- Reflexão sobre novos negócios e estratégias futurísticas.
- Articulador, convergente, conector com o futuro.
- Possuidor do propósito transformador.
- Realização massiva.

A grande característica desse líder 4.0 é o pensamento *bold,* ou seja, corajoso, audaz, forte, vigoroso, arrojado e transformador. Essa forma de pensar transforma completamente o próprio líder, que assume a postura radical de conectar-se com o universo e com o futuro da humanidade e para isso coloca-se na posição de liderar grandes transformações tão radicais que assusta o profissional comum.

Esse pensamento leva à progressão geométrica ou evolução exponencial com realizações massivas e, para isso, impõe ao líder uma desconstrução e nova construção do próprio pensamento. Desaprende para aprender novas formas e fórmulas revolucionárias na indústria e na gestão. É o pensamento da disruptura total, incluindo a si mesmo, para se reconstruir em novas bases, novos pensamentos, novas estratégias, novas tecnologias e criar um mundo novo.

Esse novo líder 4.0 é o empreendedor que se faz capaz de conectar a inovação com as eminentes oportunidades. É aquele que mesmo nesse ambiente global em ebulição consegue se descolar de velhas ideias e percebe todas as pontas, todas as nuances de todas as perspectivas.

A transformação não se dá sem esse líder 4.0, pois ele é a própria mudança. Ele não é apenas o agente de transformação, mas a própria transformação. Ele é a antítese do atual líder tradicional, por mais assertivo que esse líder seja ou tenha sido. Doravante as ideias iniciais de uma organização e o estilo de gestão de seus fundadores correm sérios riscos se não adentrarem nessa nova forma de pensar e agir. Pensamento *bold*.

Bem-vindo líder 4.0, ou seja, bem-vindo nova era, nova onda, novo mundo.

BIBLIOGRAFIA

Borba VR, Lisboa TC. Teoria geral de administração hospitalar. Rio de Janeiro, RJ: Qualymark; 2010.

Borba VR, Lisboa TC, Garcia B, Pereira G, de Oliveira JL, Marimito J, et al. – Liderança e inovação: a marca do líder internacional. São Paulo: Sarvier; 2019.

Borba RV, Borba VR, Garcia B. A marca do novo líder empresarial. Ribeirão Preto, SP: Editora EPD; 2016

Mezzomo JC. Qualidade hospitalar – reinventando a administração do hospital. São Paulo: Centro São Camilo – CEDAS; 1992.

CAPÍTULO **4**

INOVAÇÃO NA GESTÃO EMPRESARIAL HOSPITALAR

■ VALDIR RIBEIRO BORBA

CONCEITUAÇÃO DE INOVAÇÃO

Manual de Oslo (1997)

Uma inovação é a implementação de um produto (bem ou serviço) novo ou significativamente melhorado, ou um processo, ou um novo método de marketing, ou um novo método organizacional nas práticas de negócios, na organização do local de trabalho ou nas relações externas.

Michael Porter (1990)

As empresas alcançam vantagem competitiva por meio de ações de inovação. Abordam a inovação em seu sentido mais amplo, incluindo tanto novas tecnologias quanto novas formas de fazer as coisas.

Inovação deixou de ser uma possibilidade para ser uma necessidade da sociedade pós-moderna. Portanto, a inovação tem por objetivo a exploração comercial de uma invenção, tecnologia, produto ou processo. A motivação é econômica.

Pela conceituação, que se encaixa nessa nova onda, é importante identificar que não é somente o fato de as indústrias (organizações) serem ou não inovadoras, terem processos disruptivos, que as caracterizam como organizações 4.0. É preciso serem focadas na inovação com empreendedorismo profissional e enxergarem a transformação digital como ferramentas ágeis e que proporcionam decisões rápidas e assertivas, com custos exequíveis ao preço de mercado, pois essas são marcas que caracterizam a geração da indústria 4.0.

A geração de líderes 4.0 tem como ponto forte "o pensar e desenhar o futuro estratégico dentro desse cenário em ebulição".

UNIVERSO DA INDÚSTRIA E DOS SERVIÇOS 4.0

O mundo está em plena evolução pela era digital. A indústria tem evoluído muitíssimo, com novos processos, novos sistemas computadorizados, conduzindo o trabalho na parte operacional fabril e também (principalmente) na gestão desses processos e dessas organizações, e em 2 (dois) anos o mundo e o Brasil não serão mais os mesmos, daí a importância dos líderes de produção informatizada, mecatrônica, robótica, engenharia, economia, informática, *marketing* digital, advocacia, medicina, comércio exterior e relações internacionais, com a geração de verdadeiros diplomatas empresariais e verdadeiros empreendedores digitais, ou líderes 4.0.

De maneira geral, essa 4ª Revolução alcança também os serviços, que são rapidamente impactados, podendo superar a própria indústria. Assim temos também os Serviços 4.0 em evidência, essencialmente comandados por IA – Inteligência Artificial, telesserviços, telemedicina e outros.

No segmento da educação são evidentes as transformações, em que a sala de aula não é mais o referencial, mas sim o EAD, ensino a distância; com isso, o saber é transportado das universidades para os mais extremos rincões. Hoje, no mundo, o ensino de pós-graduação, mestrado e doutorado por EAD já é uma realidade mundial.

O mesmo ocorre no setor saúde no mundo, onde as vertentes das fábricas de equipamentos são inteligentes, com processos de fabricação de medicamentos, OPME, órteses, próteses e materiais especiais, instrumental e equipamentos são cada dia mais automatizados, chegando inclusive a utilizar-se da impressora 3D para confecção de OPME de válvulas cardíacas e outros totalmente customizados ou personalizados.

Os hospitais estão cada vez mais inteligentes, com salas cirúrgicas inteligentes, laboratórios inteligentes, ultrassons inteligentes e comandados a distância por médicos com suporte de auxiliares, e ultrassom portátil integrado por aplicativo ao celular, com monitoramento de pacientes, captação de informações. Estima-se que mais de 500 mil aplicativos de celular já existam no mundo, e alguns muito efetivos, desenvolvidos por Startups no Brasil.

Os veículos automotivos e muitos equipamentos são construídos no padrão mundial, e o mesmo ocorre com equipamentos hospitalares de padrão mundial, das grandes empresas de equipamentos médicos sediados na Europa e nos EUA, que são fabricados com conectividade com sistemas informatizados de gestão. São equipamentos *on-line*. Por isso, grandes *players* de equipamentos estão estabelecendo parcerias com grandes *players* da informática em saúde, como exemplo a integração da Phillips holandesa com a brasileira provedora de sistemas informatizados Tazy, facilitando e objetivando a interoperabilidade e a interconectividade.

Com isso, todas as informações individuais e coletivas de saúde de uma pessoa ou de um grupo de pessoas ou mesmo de uma nação estarão certamente em um *Big Data Center*.

Hoje já é possível integrar e convergir todas as informações e, com isso, os aplicativos de agendamentos de serviços podem ser feitos de forma integrada em todos as unidades de saúde, públicas ou privadas, a partir de qualquer ponto, bastando ter à mão o *smartphone*.

O **gestor ou líder 4.0 em saúde** ou o **Executivo Hospitalar 4.0** em qualquer lugar do mundo poderá acessar todas as informações de gestão, de engenharia clínica, de governança corporativa, de governança clínica e tantas outras da assistência ou da gestão geral do seu hospital, a partir do seu próprio celular.

Entretanto, é preciso ter responsabilidade e cuidados com os riscos do compartilhamento de dados de pacientes, sendo esse é um problema do mundo todo. Então, os dados coletados de usuários *smartwatches*, pulseiras de monitoramento e de diversos aparelhos, ligados à saúde do indivíduo, coletados e armazenados nesse *Big Data* devem continuar sendo protegidos.

Nos países desenvolvidos da Europa e nos EUA essa questão tem preocupado muito e gerado diversos debates e forçado novas resoluções, sendo reforçadas as legislações a respeito, mas as informações compartilhadas em diversos dispositivos móveis podem ser utilizadas por usuários não médicos e para finalidades não médicas.

ALGUNS DADOS SOBRE SAÚDE 4.0 NO MUNDO

- **Drones utilizados no combate a doenças**, monitoramento de focos de mosquitos transmissores de doenças, como no caso da dengue, malária, principalmente em comunidades isoladas e até para monitorar focos em cidades. São usados especialmente em lugares remotos na África, Tanzânia e também na América Central e do Sul, especialmente no Brasil.
- **Drones para entrega de medicamentos e sangue**, a *Startup Zipline* internacional, fundada nos EUA, atua na entrega de pequenos volumes usando drones, especialmente em entregas em que o humano mensageiro (condutor) corre risco de adquirir doenças como no caso de regiões endêmicas, na África (ebola, malária), ou então nas comunidades afastadas. A *Startup* está projetando a entrega de pequenos volumes a hospitais em regiões de difícil acesso.
- O mercado das *healthtechs* ou *startups* no mercado de saúde está realmente aquecido, pois, recentemente, a multinacional Roche adquiriu a *Flatiron Health* para coletar dados clínicos de pacientes com câncer e com isso alavancar conhecimentos e desenvolver sua área de medicamentos oncológicos, com maior valor de entrega e mais assertividades nos desfechos pelos seus produtos.
- A poderosa Nokia anunciou recentemente que está redirecionando sua estratégia para negócios digitais na saúde, demonstrando uma nova postura em relação as *startups – healthtechs* na saúde.

- A poderosíssima Amazon, empresa conceituadíssima em *e-commerce* do mundo, declarou recentemente sua intenção estratégica, junto com o Banco JP Morgan Chase e com a Berkshire Hathaway, um enorme conglomerado de investimentos, de criar uma operadora de planos de saúde e, para inovar no atendimento e na gestão com custos reduzidos, deverá contar com diversas *startup-healthtechs*.

- A mesma Amazon está empenhada em criar uma solução tecnológica que democratize o acesso a saúde nos EUA, a partir de um sistema com menos custos e mais efetividade. Para isso, está mapeando o mercado e o impacto de suas tecnologias relacionadas às novas *healtechs* do setor.

- Ultrassom para telemedicinas. A *startup Butterfly Network* anunciou o equipamento de US extremamente portátil e que pode ser operado a distância por meio do contato por *smartphone*, assim esses exames poderão ser conduzidos por um médico a distância, coordenando e orientando um técnico na outra extremidade que obedeça às suas orientações e realize o exame. O resultado é imediato e, com isso, a tecnologia 4.0 vence as barreiras geográficas.

- A tecnologia 5G prevista para o Brasil em 2021/2022 será a revolução na saúde e certamente será o ponto de mutação (virada). Isso representa que os dispositivos móveis, como *samartphones, tablets, notebooks* e outros, serão capazes de permitir acesso a um maior volume de informações, com conexões poderosas e instantâneas e com isso o aumento do desempenho das pulseiras *Smartwaches*, permitindo que os Aplicativos entreguem serviços a distância a cada usuário em tempo real.

OPERADORA DE PLANOS DE SAÚDE TOTALMENTE DIGITAL

A grande revolução nas organizações de saúde no mundo é evidente, e no campo de prestação de Serviços a operadora de planos de saúde totalmente digital já é uma realidade semelhante ao mundo financeiro com a criptomoeda digital.

Nos Estados Unidos, há pouco mais de cinco anos, surgiu a *startup* Oscar Health (www.hioscar.com), sendo considerado no momento o maior *case* de sucesso no mundo corporativo de organizações de saúde.

Essa empresa que está revolucionando o mercado de saúde é totalmente digital e voltada para o público-alvo da geração Y nascida depois de 1980, os considerados *millenials*, acostumados com os celulares para tudo. A empresa foca nos seguintes eixos de crescimento exponencial:

- Crescimento acelerado devido ao *marketing* excepcional.
- Redução da sinistralidade e melhora da experiência do usuário via telessaúde: fale com o doutor, fale com a enfermeira (Gestora virtual da saúde do usuário).
- Promoção de hábitos saudáveis (*fitness* integrado ao plano com rastreamento das atividades e pontuação para desconto em compras em rede credenciada).
- Medicamento gratuito (especialmente de uso contínuo e rastreado pelo celular).
- Gestão da doença por aplicativo da empresa: cada usuário tem uma enfermeira orientadora, à semelhança do gerente virtual de bancos.

Certamente esse novo mundo tecnológico, que se descortina e que se estabelece como o ápice da transformação digital na indústria e nos serviços, formata também o novo condutor, ou seja, o profissional ou **líder 4.0.** Tudo isso abre oportunidades para aqueles que têm o espírito empreendedor e se capacita para o padrão mundial e tem paixão pela inovação, sendo, portanto, o cocriador dessa nova realidade virtual.

Prepare-se, seja o líder ou profissional 4.0 em qualquer lugar do mundo.

AMEAÇA AO EMPREGO?

Não se identifica uma ameaça ao emprego de profissionais, o que se enxerga é uma transformação das profissões e dos profissionais. Certamente, as profissões menos tecnológicas tendem a ser substituídas mais rapidamente, como aconteceu com a própria agropecuária no mundo e que estamos experimentando agora no Brasil com o emprego de máquinas informatizadas e robotizadas que exigem novo profissional que atua como operador dessas máquinas e não mais como lavrador.

A tecnologia chegou primeiro no campo (nos grandes produtores) e no sistema bancário, mas toda a indústria e serviços estão se transformando e levando a uma transformação de seus colaboradores.

A tecnologia 4.0 veio para reduzir o trabalho repetitivo, operacional, não apenas o braçal, mas inclusive o de análises e de controle que podem perfeitamente ser desenvolvidos pelos computadores e por excelentes sistemas de gestão e de controladoria.

A indústria 4.0 oferece enormes oportunidades para empreendedores que atuam nas áreas técnicas e/ou com tecnologia. Isso no mundo é uma realidade, com jovens europeus, americanos, australianos e inclusive brasileiros construindo suas carreiras nesse novo estilo de trabalho, com empreendedorismo, criando *startups*, transformando processos que agregam e entregam valores à sociedade, tornando os processos mais simples, rápidos e eficazes.

Com todo esse desenvolvimento surge novo conceito e nova geografia do trabalho, agora em rede, e interconectados mundialmente, com o *home offices,* consultorias de *coaching* e *mentoring* e demais modelos de organização do trabalho e de inserção desses novos profissionais.

O conceito e o desenho das profissões estão evoluindo, e muitas desaparecerão, ou melhor, serão transformadas pela tecnologia, assim teremos advogados conduzindo robôs que sozinhos realizarão mais de 80% de todo o trabalho de teses e petições; médicos dando consultas na rede e a grandes distâncias, cirurgias robóticas sendo orientadas também a distância, *marketing* sendo construído e coordenado a distância por profissionais de tecnologia transformados pelo integração do *marketing* profissional com os demais profissionais de tecnologia da informação.

É essencial levar a tecnologia 4.0 chegou para agregar como aliada e não como concorrente, prepare-se e seja um **líder 4.0**.

NO BRASIL

Em nosso país estamos apenas engatinhando e os estudos de agências brasileiras demonstram que apenas 2% das indústrias brasileiras estão inseridas nesse conceito digital ou de geração 4.0; enquanto no mundo industrializado, Europa e EUA chegam próximo a 25%, mas no Brasil espera-se que esse patamar suba na próxima década para 15% ou mais.

O assunto da indústria 4.0 e as novas tecnologias digitais no Brasil começam a ganhar importância e por isso grandes universidades têm lançado cursos de pós-graduação, no formato MBA, para o desenvolvimento de inovações sustentáveis, e *startups,* procurando com isso acelerar o desenvolvimento e encurtar as grandes distâncias da tecnologia existente no exterior, especialmente nos países europeus, Japão, Austrália e Estados Unidos.

A Universidade de São Paulo – USP, por meio da sua Escola de Engenharia Politécnica, criou o MBA sobre Tecnologia digital e inovações sustentáveis, para capacitar profissionais que buscam essa disrupção e os conhecimentos sobre tecnologias digitais de forma sustentável. Esse curso visa mais aos profissionais das áreas da indústria.

O Hospital Israelita Albert Einstein, com o apoio de empresas patrocinadoras, recentemente criou o seu CIT – Centro de Inovação Tecnológica e iniciou um curso de MBA sobre Inovação em Saúde, destinado a profissionais que atuam ou pretendem atuar na área da saúde, tais como administradores, analista de sistemas, médicos, enfermeiros, arquitetos, engenheiros e outros, para fomentar a inovação disruptiva, estimular a criação de *startups* e abrigar e incubar *startups* de produtos inovadores na área da saúde.

De acordo com seu *site, O Centro de Inovação Tecnológica (CIT) atua como consultor técnico em projetos de P&D nas áreas de propriedade intelectual, desenvolvimento tecnológico e transferência de tecnologia, incluindo prospecção tecnológica, preparação de projetos, captação de recursos, pedidos de proteção e comercialização de tecnologia. Além disso, possui papel educativo, oferecendo orientação e capacitação em temas ligados à propriedade intelectual.*

O CIT também avalia as propostas de projetos enviadas por pesquisadores e profissionais da Sociedade Beneficente Israelita Brasileira Albert Einstein que podem ser concebidas integralmente no Einstein ou em parceria com outras instituições/empresas, universidades e startups, para isso, disponibiliza sua incubadora que abriga até 15 *startups* e promove o fomento com a participação de "Anjos patrocinadores".

ENCONTRO INTERNACIONAL DE EMPREENDEDORISMO E INOVAÇÃO EM SAÚDE

O Hospital Israelita Albert Einstein por meio do seu CIT, Centro de Inovação Tecnológica, realizou recentemente em São Paulo, em 31 de outubro de 2018, o II Encontro Internacional de Empreendedorismo e Inovação em Saúde (Brasil). O evento abordou temas relacionados a inovação em saúde, palestras e *cases* das principais referências nacionais e internacionais.

A primeira edição em 2017 já havia contado com mais de 540 participantes, 250 *startups*, representantes de hospitais e centros de inovação em saúde do Brasil, Estados Unidos, Holanda e Israel, fundos de Venture Capital e financiadores públicos como BNDES e FINEP.

Considerado o maior evento de empreendedorismo e inovação em saúde no Brasil, esse II Encontro contou com a presença de 30 palestrantes de 7 países, 13 *startups*, 30 palestrantes, nacionais e internacionais, e teve 5 blocos temáticos, que debateram sobre Envelhecimento e Doenças Crônicas, Big Data e Gestão Populacional, Tendências em Investimentos em *Startups*, Oncologia e Diagnóstico e Medicina.

Esse II Encontro Internacional de Empreendedorismo e Inovação em Saúde contou com o patrocínio da Janssen, Novartis, Libbs, GSK, Thermo Fisher e Accenture, além de apoiadores da área da saúde, empreendedorismo e inovação.

Simultaneamente ao Encontro, foi realizada a oitava edição do Circuito Einstein de *Stratups,* que selecionou 10 negócios para se apresentarem em *stands* e *pitchs.* Com a parceria da *Plug and Play,* um dos maiores HUBs de inovação do Vale do Silício, também participaram 5 *startups* internacionais.

O III Encontro Internacional demonstrou a força e o interesse do Brasil, especialmente da Sociedade Beneficente do Hospital Israelita Albert Einstein, que se encontra na vanguarda, sendo um dos pioneiros do empreendedorismo e da inovação, com destino certo na **SAÚDE 4.0.**

Desse trabalho resultaram diversos produtos e serviços 4.0 implantados e comercializados, entre eles, destaca-se o "Pega Plantão", que é uma realidade em uma gama enorme de hospitais.

CONGRESSO INTERNACIONAL
HIS – *HEALTHCARE, INNOVATION AND TECNOLOGY*

Anualmente é realizado no Brasil, em São Paulo, o Congresso internacional. Em total imersão, com conteúdos selecionados, os profissionais percebem que o futuro já chegou. Geralmente esse evento conta com mais de 200 palestrantes, que demonstram como a constante atualização faz total diferença nas áreas de inovação, tecnologia, empreendedorismo, negócios, finanças e muito mais. Além de muito conteúdo, diversos expositores apresentam suas novidades em um ambiente totalmente diferenciado e propício para a geração de negócios.

Esses eventos realizados no Brasil são realmente momentos essenciais para a troca de experiência com profissionais de diversos países, que debatem e apresentam soluções de inovação e tecnologia 4.0. São gestores de classe mundial e com marca própria. Verdadeiros empreendedores na área de saúde e servem de novos paradigmas para futuros profissionais padrão mundial.

HEALTHTECHS QUE ESTÃO TRANSFORMANDO
O RELACIONAMENTO NA SAÚDE NO BRASIL

Segundo Felipe Lourenço, CEO da *iClinic*, empresa de *software* médico, no Brasil gasta-se elevado índice de desperdício na saúde por causa da ineficiência e por isso entende que o mercado das *healthtech* é promissor para eliminar os gargalos de desperdícios do setor.

O referido CEO estima que existam mais de 250 *startups* focadas nesse mercado de saúde no Brasil, cita como destaque a *Memed* plataforma digital já utilizada por mais de 55 mil profissionais de saúde e que fornece auxílio na prescrição medicamentosa. Cita também a *iClinic* com mais de 16 mil clientes e que foca a gestão de clínicas. E a *Pebmed*, que possui 25% dos médicos do país como clientes, que atua com conteúdos médicos que auxiliam nas decisões clínicas e cirúrgicas.

Sem dúvida, estamos entrando na era das *healthtechs* e o cenário é de que nos próximos anos seja muito promissor e que essas mudanças trarão um impacto enorme no relacionamento profissional entre médicos e pacientes e nas relações multiprofissionais em saúde.

Além dessas mudanças profundas, o cenário acena para uma vertiginosa transformação pela inteligência artificial (IA) na saúde com enormes benefícios ao trabalho médico, em um processo acentuado de "computação cognitiva" pelo emprego de robôs-cirurgiões, enfermeiras-virtuais e cuidadores virtuais em hospitais e em *home-care*, e as especialidades que já despontam nessa área de computação cognitiva são, especialmente, oncologia, radiologia, dermatologia, oftalmologia, pneumologia, cirurgia torácica, cardiologia, medicina nuclear e tantas outras.

ALGUNS OUTROS PRODUTOS E SERVIÇOS 4.0 NA SAÚDE NO BRASIL

Além do Hospital Israelita Albert Einstein, outros movimentos também se iniciaram e se desenvolveram por iniciativa própria no campo da Saúde, como por exemplo das provedoras de informática.

Um dos grandes produtos 4.0 é o hospital inteligente sem papel e totalmente integrado, incluindo os equipamentos médicos, em que se destacam o prontuário eletrônico plenamente integrado e a dispensação de medicamentos com checagem beira-leito, onde hospitais possuem carrinhos de medicamentos inteligentes e a dispensação é totalmente automatizada na beira do leito. Um dos exemplos é o caso do Hospital Femina em Cuiabá-MT que, mediante um trabalho feito junto com os alunos do curso de Segurança do Paciente da ENSP-FIOCRUZ em Cuiabá, instalou esses equipamentos e os processos e protocolos da dispensação beira-leito em todos os leitos de suas unidades gerais de internação e de UTI, sendo motivo de visitas constantes de outras organizações interessadas nesse serviço 4.0.

De maneira geral e curiosamente, alguns produtos e serviços no Brasil foram criados a partir da necessidade familiar do próprio pesquisador, como nos casos:

ROBÔ LAURA

A Laura é uma tecnologia implantada nos hospitais para identificação precoce dos riscos de sepse. A tecnologia foi criada pelo arquiteto de sistemas Jacson Fressatto após a morte de sua filha Laura. Ativa desde 2016 e funcionando em diversos hospitais brasileiros, a plataforma salva ao menos uma vida por dia.

É um dos melhores exemplos da geração 4.0 de produtos hospitalares. Iniciou no Hospital Nossa Senhora das Graças em Curitiba, adentrou a alguns hospitais do Estado do Paraná, como Santa Casa de Londrina, expandiu-se para o mercado de Minas Gerais por meio do Hospital Marcio Cunha, da Fundação São Francisco Xavier em Ipatinga, e agora chega aos hospitais do Rio Grande do Sul, monitorando atualmente 1.200.000 pacientes por ano, facilitando as atividades de monitoramento e controle pela enfermagem e salvando vidas.

SOFIA FALA

Outro produto 4.0 criado por pesquisadores da fala, a partir da necessidade de uma filha de uma pesquisadora, fonoaudióloga, que tinha dificuldade de fala, assim, com o aplicativo para *Smartphone*, a criança aprende a falar corretamente.

INDICADOR E DOSADOR DE INSULINA

Na Universidade de São Paulo, no Campus de Ribeirão Preto, médicos desenvolveram um aplicativo também para *smartphone* que avisa sobre o nível de glicose e a dosagem necessária de insulina a ser administrada.

WATSON DA IBM – INTELIGÊNCIA COGNITIVA ARTIFICIAL

O Watson foi criado pela IBM para auxiliar profissionais, desenvolvedores, *startups* e empresas a construírem sistemas cognitivos que possam melhorar processos, interações e ações. Só no Brasil já existem cerca de 30 casos de uso público em áreas como Saúde, Educação, Bancos, Agricultura, Cultura, entre outras. Ele foi apresentado mundialmente, em 2011, durante o programa americano de perguntas e respostas, Jeopardy!

Na época, a solução apenas conseguia ler textos e responder perguntas. Hoje, já possui diferentes serviços como reconhecimento facial e análise de vídeos e imagem; interação por voz; leitura de grandes volumes de textos; criação de assistentes virtuais; entre outros. Esse sistema da IBM está disponível em nuvem, portanto não se trata de um supercomputador, um robô ou um *hardware* de grandes proporções e sim uma plataforma.

O IBM Watson é um sistema cognitivo que pode entender esses dados, aprender com eles e raciocinar a partir deles. É assim que indústrias tão diversas como saúde, varejo, serviços bancários e de viagens estão usando o Watson para se reinventar.

A tecnologia utilizada interage com clientes, ouve suas perguntas e oferece soluções. A plataforma aprende a cada interação humana e cresce em sua base de conhecimento, adaptando-se rapidamente ao jeito que o homem pensa.

A plataforma também acessa e analisa conteúdos estruturados e desestruturados e apresenta análises e *insights* cognitivos em um resumo único, fornecendo a informação que você está buscando sobre padrões e tendências futuras.

O Watson é uma plataforma *in cloud* que analisa quantidades gigantescas de informação na linguagem naturalmente produzida pelo homem e aprende com elas. Isso permite fazer coisas que nunca fizemos: reconhecer doenças antes mesmo que os pacientes apresentem sintomas, prever tendências antes que elas sejam moda, responder a perguntas antes que sejam feitas.

IBM WATSON EM AUXÍLIO A MEDICINA E HOSPITAIS NO BRASIL

Plataforma com avançada habilidade de analisar o significado e contexto de informações estruturadas e não estruturadas existentes em relatórios médicos, que podem ser fundamentais na seleção de um tratamento.

WATSON HEALTH

A IBM criou em 2015 essa unidade para explorar o potencial da computação cognitiva na saúde, apostando que pessoas inteligentes com sistemas inteligentes podem potencializar os processos médicos e gerar resultados melhores do que os desfechos de até então, e com isso ranquear tratamentos personalizados extraindo por melhores práticas comprovadas e integradas pelo sistema de computação cognitiva.

Com esse foco, a IBM criou as ferramentas para Oncologia Watson for Oncology e o Watson for Genomics e certamente a evolução não para e o cenário aponta para um acentuado desenvolvimento pela inteligência artificial na medicina, e agora se inicia a era das parcerias entre a IBM e os *players* da área de saúde em todo o mundo.

A IBM fechou parceria com o Hospital Mãe de Deus, em Porto Alegre, para utilizar a plataforma de reconhecimento visual do Watson no tratamento de câncer.

Em resumo, a plataforma recebe dados e imagens de exames de todos os pacientes para apontar tratamentos individualizados e otimizados para cada caso. Esse é o primeiro hospital da América Latina a fazer algo parecido e mostra todo o potencial que a tecnologia traz na área da saúde.

PRODUTOS E SERVIÇOS 4.0 NA GESTÃO EM SAÚDE

Na gestão hospitalar tem-se acelerado desenvolvimento de aplicativos e de sistemas 4.0 e, entre eles, destacamos o GPS de Governança Clínica da 2iM, além do programa de Gestão por competência no hospital, desenvolvido pela Fator RH, e a questão da robotização na logística de armazenagem e distribuição de materiais e medicamentos em hospitais.

O desenvolvimento 4.0 na saúde cresce a cada dia e agora, com o modelo de consulta *on-line* de aconselhamento médico pela *internet* e com a telemedicina em franco desenvolvimento, com *machine learning* (aprendizado de máquina) e *blockchain* (protocolos de confiança) para o atendimento *on-line* virtual, rapidamente teremos um outro modelo assistencial e gerencial na saúde, com isso, tornar-se-á cada vez mais necessário o médico na rede e o **gestor ou líder 4.0**, que, além da sua especialidade ou formação, deverá agregar também os conhecimentos de informática, *marketing* digital e de diversidades de idiomas para conectar-se com o mundo virtual e para se tornar líder 4.0 padrão mundial.

BIBLIOGRAFIA

Borba VR, Lisboa TC, Garcia B, Pereira G, de Oliveira JL, Morimoto J, et al. Liderança e inovação: A marca do líder internacional. São Paulo: Sarvier, 2019.

Borba RV, Borba VR, Garcia B. A marca do novo líder empresarial. Ribeirão Preto, SP: Editora EPD; 2016.

CAPÍTULO **5**

INOVAÇÃO NO RELACIONAMENTO – *MARKETING* DIGITAL

■ Valdir Ribeiro Borba

Tecnologia e inovação andam de mãos dadas com a comunicação em rede, ou com o *marketing* de relacionamento pela *internet*. Não se pode desprender (descolar) um do outro.

O mundo tecnológico e inovador passa obrigatoriamente pelo relacionamento de rede, ou seja, pela comunicação digital, especialmente pelo *inbound marketing*, ou *marketing* de atração.

Certamente, para atrair e conquistar clientes em qualquer área de produtos ou serviços, o que dá resultado é o *marketing* de atração desenvolvido na plataforma do *marketing* digital, e daí surge um novo profissional, ou seja, o *designer* de *marketing* digital focado no relacionamento e de forma a atrair clientes em potencial, mediante o relacionamento digital.

Esse novo formato de *marketing*, que está nascendo agora com a geração 4.0 e na maioria das vezes comandado por jovens nascidos nessa geração, do ano 1990 para cá, portanto, muitos com idade inferior a 30 anos, tem como estratégia e táticas o interagir dos diferentes perfis de usuários na jornada de consumidores, por meio do *marketing* digital.

Por esse meio é possível munir o cliente de informações conforme seu interesse pelo tema que busca, e para isso utiliza-se de *sites* e plataforma de buscas.

O primeiro e mais importante passo é atrair visitantes qualificados para determinado *website* e, a partir dessa visita inicial, utilizar-se da estratégia de captura de informações relevantes sobre o visitante, convertendo-o em *lead* ou contato. Essas informações altamente valiosas, como *e-mail*, endereço, telefone, interesses, idade e outros, são transformadas, catalogadas, trabalhadas e armazenadas de forma segmentada, obedecendo à Lei Geral de Proteção de Dados – LGPD, são preciosíssimas para conduzir os relacionamentos futuros.

As estratégias do *marketing* de atração digital, além de capturar informações preciosas dos visitantes, auxiliam na comunicação e no relacionamento digital, bem como na fidelização desses clientes.

O MÉDICO 4.0 NA ERA DIGITAL DE COMUNICAÇÃO

Recomenda-se que esse relacionamento do *inbound* na área da saúde seja de caráter educativo, ético, transitando informações relevantes de maneira geral e orientações quanto a esclarecimentos gerais, procurando evitar o *marketing* aberto e/ou de propaganda, sensacionalismos, autopromoção e mercantilização, pois, além de não ética e má práticas dessas posturas, a matéria é regulada por Resoluções do Conselho Federal de Medicina que disciplina todo o material de divulgação, comunicação, promoção e propaganda na área médica.

O primeiro e mais importante veículo do *marketing* digital ou de relacionamento entre médico e pacientes é o *WhatsApp*, devido a sua rapidez e direcionamento, e a versão *WhatsApp Business* é a mais indicada para esse relacionamento. Entretanto, é preciso tomar alguns preciosos cuidados na sua utilização, devendo ser utilizado apenas para agendar consultas, mudar horários, agendar avaliações e cuidados pós-cirúrgicos. Para isso, é preciso treinar toda sua equipe de auxiliares, para que esse canal seja apenas de orientações e de respostas rápidas, pois nem sempre o médico estará disponível para esse contato, então esse será feito por meio desses auxiliares, com autorização do médico.

Todos os hospitais utilizam-se dessa ferramenta para interconectar médicos e profissionais da equipe assistencial de acordo com especialidades e assuntos, mas todo cuidado deve ser tomado para preservar a identidade e as informações médicas de pacientes.

Do ponto de vista do profissional médico, os especialistas em *marketing* digital afirmam que as ferramentas preferidas dos médicos são as redes sociais e digitais de relacionamento, pois servem para aproximar o médico e o paciente. Nesse particular, as mídias servem de instrumento de ajuda, mostrando que o profissional é especialista em determinada área, e levam informações de qualidade, sem ferir a ética, mas para bem informar; porém mesmo com os diversos e amplos benefícios do mundo digital, é preciso ter cautela com o conteúdo publicado.

O *marketing* digital nas redes sociais sobre qualquer assunto ou especialidade, principalmente na área da saúde, deve ser essencialmente o *marketing* de conteúdo, pois não adianta se expor se não tiver um bom conteúdo, uma boa base técnica e de conhecimento do assunto. Conteúdo e qualidade são essenciais no *marketing* digital para a consolidação do renome internacional como profissional, **gestor ou líder 4.0**, antenado e plugado com o mundo.

Principais redes sociais disponíveis para o profissional 4.0: *WhatsApp, Facebook, YouTube, Instagram, Twitter, Sbapchat* e *Linkedin*. Escolha uma ou algumas e bom relacionamento na rede mundial.

CONCLUSÕES

Essa revolução industrial 4.0 veio para mudar tudo, para mudar a cultura mundial, a humanidade, o homem em si, e não resta dúvida que rapidamente teremos a neurociência aliando-se à realidade artificial e com o computador quântico e dessa convergência será possível a construção de infinidades de nanorrobôs inteligentíssimos que poderão concorrer com humanos ou facilitar o aprendizado de tudo para os humanos.

Em nossa opinião e em nossa área de atuação da saúde e hospitalar, o desenvolvimento se dará pela interoperabilidade e espera-se que essa revolução leve rapidamente ao sistema de saúde totalmente inteligente e integrado em todo o mundo. E, com isso, possibilita-se o surgimento de hospitais inteligentes, do sistema público e privados e integrados, com massiva interoperabilidade entre os sistemas e de saúde primária integrada com saúde secundária e terciária, em um sistema nacional inteligente, e por consequência em um sistema mundial totalmente inteligente.

Nesse modelo de sistema de saúde, os benefícios serão enormes e certamente os líderes conectores, integradores e convergentes serão profissionais requisitadíssimo.

De maneira geral e em todos os setores entende-se que o modelo de liderança com a inovação tecnológica passará sempre pelo modelo de líder 4.0.

Os novos tempos modernos necessitam de médicos, advogados, internacionalistas, engenheiros, arquitetos, profissionais de *marketing*, de comércio exterior, todos pensadores e com a marca do **líder 4.0.**

Esse líder moderno deve ser difusor do *Empowerment,* preparando indivíduos para agirem plenamente em um processo de delegação e gerência participativa. Consequentemente, esse novo e moderno líder quântico formatará a nova organização com sustentabilidade em todos os níveis e campos de relacionamento, visando sempre ao bem-estar coletivo e à segurança da humanidade.

Como modelo e representante desse novo tipo de **líder quântico,** destacamos a jovem Katharine Louise Bouman, ou Katie Bouman, com apenas 29 anos e pós-doutorado alcançou o grande feito de ter definido, aos 26 anos, o algoritmo que possibilitou a mais de 200 cientistas lançarem a tarefa de fotografar um buraco negro a 58 milhões de ano-luz da Terra, o que foi um sucesso, divulgado para o mundo no dia 10/04/2019. Por isso ela representa com destaque o líder do futuro ou líder quântico 4.0 que apresentamos neste livro.

BIBLIOGRAFIA

Borba VR, Lisboa TC. Teoria geral de administração hospitalar. Rio de Janeiro, RJ: Qualymark; 2010.

Borba VR, Lisboa TC, Garcia B, Pereira G, de Oliveira JL, Morimoto J, et al. Liderança e inovação: a marca do líder internacional. São Paulo: Sarvier; 2019.

Borba RV, Borba Valdir R, Garcia B. A marca do novo líder empresarial. Ribeirão Preto, SP: Editora EPD; 2016.

CAPÍTULO **6**

OUTRAS TECNOLOGIAS E OUTRAS TEORIAS NA GESTÃO DE SAÚDE

■ VALDIR RIBEIRO BORBA

COMMAND CENTER

INTRODUÇÃO

No momento de dificuldades pandêmicas pelo **coronavírus** e especialmente para pós-período da Covid-19, é imprescindível que a economia se restabeleça rapidamente, e em especial o setor de saúde, que certamente incorporará práticas mais ágeis de telemedicina, teleconsulta, robótica, indústria de EPI, equipamentos, materiais e medicamentos hospitalares, e especialmente da moderna gestão de organizações de saúde.

Sem dúvida, o mercado das Organizações de Saúde está sentindo enorme necessidade de organização e especialmente de controle nos seus custos e para isso será importantíssimo sua reestruturação do modelo gerencial.

Isso tem provocado uma nova postura e novos métodos e práticas assistenciais e gerenciais muito ágeis, e especialmente de planejamento, execução e controladoria dos serviços em saúde em tempo integral e de maneira convergente.

COMMAND CENTER – DA ESTRATÉGIA
À PONTA DAS OPERAÇÕES

A prática da gestão de alta direção deverá ser fortemente alinhada ao modelo de gestão de processos com controle de custos e essencialmente com foco na entrega de valores para a sociedade (o coronavírus tem esse viés de demonstrar a necessidade de centralidade nos valores para a sociedade) e para isso será imprescindível desenvolver internamente nos hospitais OSS e Secretarias, e nas operadoras de planos de saúde, o *Command Center*, com atuação integrada e convergente, monitorando e indicando ações desde o planejamento estratégico até aos mínimos detalhes das operações, atuando no *Core Business*, na prestação de serviços, na assistência, diretamente na operação e na gestão com monitoramento de indicadores para o pleno desenvolvimento com planejamento e correções no curso da ação, verdadeiramente em tempo integral.

Muito têm-se apresentado e defendido modelos de gestão e modelos de operações assistenciais na área de saúde, com aplicação da gestão de processos, sistemas de alta tecnologia, emprego de ferramentas poderosas trazidas pelos sistemas informacionais e metodologias diversas, Canvas, Kanban, Kaizen, Lean, Six-Sigma, qualidade e acreditação de processos operacionais e de serviços, e tantos outros aplicáveis na assistência à saúde e sua governança clínica.

A gestão dessas organizações se faz, com planejamento estratégico, liderança, inovação, controladoria estratégica, auditorias e tantos outros métodos, e agora se incorporam temas sobre integração com eficaz convergência de todos esses modelos, métodos, ferramentas e instrumentos, com o emprego de altíssima tecnologia em sistemas.

Até bem pouco tempo, faltava algo para unir tudo ao todo, como se fosse a teoria de tudo do universo, e esse algo a mais surgiu, o *Command Center*, uma metodologia poderosa de integração de tudo no todo, no mundo assistencial, operacional e de gestão na área da saúde.

Os princípios do *Command Center* são poderosos e convergem todas as informações operacionais e de gestão em tempo real e integral, 24 horas por dia, e em uma sala de comando todos os indicadores monitorados são visualizados, interpretados e decisões são tomadas imediatamente, corrigindo o curso de ação, direcionando para o planejado e esperado. Essa metodologia que a princípio surgiu como torre de comando, cabine de comando, passa agora para um estágio de sala de comando semelhante à sala de comando dos foguetes, ônibus e naves que nos levam a essas viagens espaciais, e no futuro nos levarão às viagens intergalácticas. Portanto, o conceito é de comando em tempo real, futurístico e preditivo.

A integralidade convergente proporcionada pelo *Command Center* nos levará rapidamente a um futuro inimaginável na assistência e na gestão em saúde, mudando todo o conceito de gestão, organização, execução e ensino nesse setor. As possibilidades são ilimitadas e certamente teremos um salto quântico na gestão de serviços de saúde. Sem dúvida, teremos a história contada como antes e depois do *Command Center*.

GLOBAL HEALTH – A SAÚDE INTEGRAL, GLOBAL

Está ligada à saúde global das populações no contexto mundial. É a área de estudo, pesquisa e prática que prioriza a melhoria da saúde e o alcance da equidade na saúde para todas as pessoas em todo o mundo, e tem sido motivo de grandes preocupações com os países mais pobres, especialmente nesse momento de pandemia.

A questão da vacina não pode ser resolvida e fornecida apenas para os países mais ricos do planeta, é necessário estabelecer um acesso social para as populações economicamente mais pobres.

Para problemas que transcendem as fronteiras nacionais ou têm um impacto político e econômico global, portanto, saúde global significa melhoria da saúde mundial (incluindo saúde mental), redução de disparidades e proteção contra ameaças globais que ignoram as fronteiras nacionais. A saúde global não deve ser confundida com a saúde internacional, que é definida como o ramo da saúde pública com foco nas nações em desenvolvimento e nos esforços de ajuda externa dos países industrializados.

A agência predominante associada à saúde global (e internacional) é a Organização Mundial da Saúde.

Há várias instituições de ensino superior que oferecem saúde global como área de estudo, como a Harvard University, a McGill University, a University of Western Ontario, a York University, a Toronto Ontario Johns Hopkins University, a University of Oxford, a University of Warwick, a University de Bonn, Karolinska Institutet e da Balsillie School of International Affairs.

GLOBAL HEALTH – SISTEMA INTEGRAL DE GESTÃO EM SERVIÇOS DE SAÚDE

O termo *Global Health* é ainda utilizado, de modo inapropriado, para conceituar sistemas de saúde integrada ou integral envolvendo todos os entes, setores e atores do negócio, mas entende-se que a denominação mais adequada seja *Integral Health* para definir e conceituar gestão de tecnologia integral de negócios em saúde.

Esse modelo ainda não é uma teoria, mas apenas uma ferramenta para gestão ágil em negócios de saúde, e tem como escopo essencial a gestão integral de operadoras, hospitais, ambulatórios, clínicas e consultórios, por meio da gestão integral centrada no paciente.

Funciona de forma dinâmica e altamente produtiva, cruzando dados em um grande BI (*busness intelligence*) com emprego de IA (inteligência artificial), mediante algoritmos que processam em velocidade quântica e apresenta instantaneamente todos os atendimentos, exames, internações, medicações realizadas naquele paciente. É um grande histórico, ou prontuário instantâneo, e com isso se consegue evitar desperdícios, repetições desnecessárias de exames e redução de custos, o que resulta em maior entrega de valor agregado ao paciente, eficiência, qualidade, imediaticidade e segurança no atendimento do paciente, em qualquer lugar do país.

Esse modelo é excelente para operadoras e hospitais de recursos próprios de operadora de planos de saúde, já sendo usado por grandes *players* do mercado de saúde suplementar.

Sem dúvida, esse é um excelente instrumento da gestão integral e de integralidade, que serve como ferramenta para a telemedicina, devendo cada vez mais ser aplicado no setor saúde.

MODELO ESG PARA ORGANIZAÇÕES DE SAÚDE

Mesmo com todo o desenvolvimento tecnológico no comando das ações, ainda assim, teremos mais necessidade de desenvolver e cuidar dos aspectos humanos dentro das organizações e igualmente buscar as sustentabilidades ambiental, social e de governança como um todo na vida da organização e da humanidade.

CONCEITOS

O ESG é uma sigla para *Environmental, Social and Governance* e define os conceitos de ambiental, social e governança na vida de uma organização.

O conceito e a prática do ESG estão bem alicerçados nas grandes organizações transnacionais e dos países desenvolvidos, com cuidado com o ambiente, boas práticas de relacionamento e especialmente de governança com *compliance* e medidas éticas e de anticorrupção.

No mundo empresarial, a sustentabilidade é um conjunto de ações que uma empresa toma, visando ao seu desenvolvimento operacional, econômico e social, respeitando o meio ambiente do setor e especialmente da sociedade, ou seja, sem agredir o meio ambiente e a humanidade, além de colaborar para o desenvolvimento da própria sociedade.

O *E* (ambiental) essencialmente com as práticas e cuidado cuida do ambiente como um todo, desde o controle de emissão de gases, medidas contra o aquecimento global, contra os desmatamentos, despoluição de rios, aplicando-se também de forma local e individual, com cultivo de boas práticas de vida e alimentação saudável, entre outras.

O *S* (social) aborda o conceito de ética e respeito nos relacionamentos com colaboradores, parceiros, clientes, gestores, prestadores de serviços e outros, atuando com lisura, ética, práticas anticorrupção e *compliance*, ou seja, com o emprego de uma gestão com ética.

O *G* (governança corporativa) diz respeito à boa estrutura e práticas de formação e atuação de comitês, conselhos, sucessão, atuação dos gestores, ética nos salários e distribuição de lucros. Envolve-se com as questões estruturais e de políticas da empresa, geralmente discutidas e aplicadas de forma ampla pelo processo de *advice*.

NA SAÚDE EM GERAL

Com a questão da pandemia ficou muito evidente a fragilidade do atual modelo de governança na área da saúde, principalmente nas questões envolvendo recursos públicos de fraudes em aquisições de equipamentos, testes, epi(s), remédios, gases medicinais e outros insumos para organizações de saúde, com sobrepreços, desabastecimentos e tantas outras más práticas no momento emergencial.

Demonstrada a fragilidade, ficou evidente a importância de se aplicar rapidamente os conceitos e as práticas do **ESG** nas organizações de Saúde, procurando, com isso, estruturar essas organizações para que se possam transformar, tais quais as organizações dos países mais bem desenvolvidos.

No campo do *E* (ambiental) urge que se busque garantir a defesa do meio ambiente na saúde, com regulamentações sobre tudo que diz respeito à segurança do paciente e das equipes de profissionais, do ambiente de trabalho e da sociedade em geral. Lembrando que muito foi feito nesse período, mas é preciso continuar avançando.

No campo do *S* (Social) é importantíssimo que se reforcem os relacionamentos com ética, com respeito entre as empresas fornecedoras, prestadoras, profissionais, diretores, gestores e colaboradores. É preciso entender os limites e o que é intransigível e inquestionável para a boa prática de sociabilidade.

O *G* (governança corporativa e assistencial) ficou evidente que esse é o ponto que precisa ser rapidamente transformado, buscando-se *compliance*, governança clínica, entrega de valores, gestão com ética, estruturação sólida de governabilidade e de diversidade nos conselhos, comitês e outros órgãos em todos os níveis da organização. Não será possível tolerar uma gestão sem esses princípios basilares.

De maneira ampla, teleológica do tudo e do todo, para que a vida se mantenha segura e com dignidade, é preciso entender a sustentabilidade (ambiental, social e de governança) como base ou fundamento, princípios e valores e tanto o homem quanto as organizações devem estar alinhados na defesa e na preservação desses princípios e valores pétreos, essenciais para a vida no ambiente e em sociedade. Isso está diretamente ligado à responsabilidade e à ética, essencialmente dentro da sociedade de organizações e governos.

ACREDITAÇÃO ESG EM ORGANIZAÇÕES DE SAÚDE

No setor saúde, as organizações buscam e se estribam nas certificações de qualidade e acreditação: ONA I, II e III, Acreditação Canadense, Europeia e outras. Doravante, além dessas, deverão buscar uma acreditação que integre todas as partes, ou seja, a *acreditação ESG*, para avaliar e validar as boas práticas em relação à sustentabilidade ampliada, envolvendo o ESG.

Nos hospitais já é comum a discussão, o debate e as ações de políticas e diretrizes ao hospital verde, ou hospital construído em bases de sustentabilidade ambiental, de respeito e conforto aos pacientes e aos trabalhadores, com preocupações no reúso de águas, iluminação, ventilação, UTIs humanizadas, estação de tratamento de esgotos (ETEs), ambientes climatizados e tantos itens que integram a agenda da arquitetura moderna de hospital sustentável.

LIDERANÇA ESG NA SAÚDE

A grande preocupação é com os aspectos de responsabilidade social e gestão ética, especialmente no quesito de governança ética como pilar da construção de um modelo organizacional sólido, firmemente sustentado por um estilo de gestão, que possa levar a uma nova geração de empresários, gestores e pesquisadores da organização social, envolvidos na economia social e ética, no respeito e no cuidado com o homem e com a sociedade e, para isso, é preciso entrar nos aspectos ambiental, social, econômico e eticamente sustentável. É preciso combater a corrupção.

Na modernidade da liderança ética, inovadora e com um novo modelo de gestão prevalecerá a integridade em todos os sentidos, com respeito à bioética, ao meio ambiente, com responsabilidades social e corporativa e predominantemente éticas, sem fraudes e com respeito à diversidade em todos os níveis e ambientes.

Esse novo modelo para a área da saúde será de integralidade convergente como síntese de todas as teorias e práticas de gestão, reunindo no mesmo campo unificado as teorias sociais, humanas e biossociais e as tecnologias de ponta, incluindo a realidade virtual, telecomunicações, nanotecnologia, genética, com a ecologia, bioética, humanismo e essencialmente respeito e humanização.

LIDERANÇA E GESTÃO COM HONRA: BASE DA TEORIA DE GESTÃO DE INTEGRALIDADE CONVERGENTE

Finalmente, como principal característica dos novos modelos de gestão, mesmo naqueles altamente especializados e de altíssima tecnologia, apresenta-se o ápice dos instrumentos ou ferramentas da **moderna teoria geral com integralidade convergente,** trata-se da gestão com ética.

No mundo corporativo são comuns os relatos de empresas que se destacam positivamente com excelentes resultados e aplicações de boas práticas embasadas em normas de *compliance* bem estruturadas. São empresas que também são consideradas as melhores para se trabalhar. Existem também em contraste aquelas com más práticas, mesmo tendo manuais de *compliance* e verdadeiras pérolas de descrição de valores, mas na prática não são efetivas. São empresas nas quais ocorrem desvios e propina para tudo, desde pequenas compras, pequenas contratações até processos de aquisições e terceirizações.

Portanto, é facilmente observável pelas suas práticas aquelas que têm honra e as que não têm honra.

A imprensa de uma maneira geral tem dado notícias sobre as empresas que não praticam a honra. E a "Gestão com honra" está aí para demonstrar o quanto são nefastas para o país e para a sociedade essas empresas que sonegam e prejudicam todo o desenvolvimento do meio. São empresas que desonram a reputação de toda a nação.

Geralmente essas empresas de desonra são dirigidas por pessoas também com desvios, não apenas de recursos financeiros, mas de desvios de caráter e roubam a dignidade e o sonho da humanidade. São aquelas que mediante conluio desviam bilhões.

Este trabalho não tem a finalidade de apresentar as empresas ou gestores com os traços de desonra, mas sim, os instrumentos para aquelas organizações e profissionais que têm o estilo de liderança com honra, principalmente as personalidades que demonstram essas qualidades e que merecem o respeito pela lisura ética no trato da coisa pública e do relacionamento corporativo.

É Intenção apresentar o processo honroso que constroem negócios de honra e que influenciam a cultura empresarial nesse nível, como uma forma de recuperar a boa fama de empresas, do país e de seu povo.

Como todos líderes de alto desempenho e donos de empresas sabem, construir uma empresa de sucesso requer muita dedicação e trabalho, o que requer motivação consistente, sabendo-se que motivação tem tudo a ver com o clima organizacional reinante dentro da organização e para isso se utilizam os instrumentos do *advice*, sendo esse um dos temas nas agendas dos conselheiros, orientadores, o *advisor*, que ministram para CEO(s), fundadores e conselheiros para perenizar suas organizações, com ética e boa fama.

Geralmente um líder de alto desempenho na condição de fundador, CEO, gestor estratégico, membro de conselho de administração, é movido por essa motivação do consciente coletivo de honradez, que impregna na organização, e até o fim de sua vida, ele nunca para de experimentar, inovar e aperfeiçoar o negócio para que ele se torne um ambiente com sua marca e perpetue-se no mercado com boa fama e com honra. Isso é o que se denomina de "liderança com honra" na organização de alto desempenho.

Geralmente esses governantes e/ou líderes com honra possuem e implantam códigos de conduta com missão, visão e valores na organização, de modo que se possa governar com excelência, mas primando pelo respeito e bondade. É realmente governar com a mente (processos cognitivos na organização), com as mãos (fazer acontecer) e com o coração, ou seja, saber o porquê da existência da organização, quais seus valores social e efetivo para seus funcionários, para os clientes e para a nação.

Essas organizações com liderança de honra possuem o sentido espiritualizado de entusiasmo como chave para o dinamismo e fonte da criatividade e inovação, da saúde e energia vitais para a qualidade de seus produtos e/ou serviços.

O sentido de espiritualidade está ligado ou, melhor, embasa em princípios de sustentabilidade física e financeira da organização, ou seja, o sentido de espírito de organização, de família organizacional **nas** empresas e leva ao sentido de espírito **da** própria organização. É sua identidade que faz fluir a força motriz do desenvolvimento sustentável com honradez.

A honra no centro da cultura de uma organização a leva a administrar tão bem os relacionamentos que a torna capaz de construir, sustentar e proteger e, com isso, constrói um legado de crescimento sustentável e com honradez; certamente isso é transferido para a empresa pelo próprio caráter de honradez de seus gestores e que permite a longevidade organizacional e a consolidação respeitosa no mercado.

Empresas honradas criam culturas relacionais saudáveis que encorajam as pessoas a produzirem resultados positivos e esse é o papel dos líderes e consultores que aplicam o *advice* nas organizações e as qualificam como empresas honradas.

Esses líderes com perfil de *advisor* realmente querem construir empresas de alto desempenho e que tenham perenidade ou grande durabilidade, excelência, integridade e legado. Querem que suas empresas sejam amadas por seus funcionários, que seus parceiros, fornecedores e clientes confiem nelas e que sejam valorizadas pela sociedade, constituindo-se em um patrimônio intangível de maior valor do que o próprio valor patrimonial, pois essas empresas querem negócios com honra.

Geralmente essas empresas dirigidas com honra querem impactar uma cidade, mercado, nação e até mesmo o mundo, e seus clientes internos se sentem honrados em participar de organização com esse perfil de honradez.

Os processos de *advice* nas organizações e junto aos líderes de alto desempenho devem despertar a prática de olhar além da superfície e iluminar os valores centrais, os motivos e as crenças empresariais com honra e que alcancem as emoções e toquem os corações.

Os líderes de alto desempenho orientados pelo processo de *advice* com essa característica e formatação de liderança com honra aprendem a caminhar na verdadeira identidade e a administrar com excelência os relacionamentos, bem como promover a honra e a cultura nas equipes da organização, entendendo que o principal cliente é seu corpo de colaboradores, pois eles, quando alinhados a essa filosofia e metodologia de trabalho, entendem e atendem os clientes externos dentro desse mesmo princípio de honra.

Não existe nada mais digno do que ajudar as pessoas a construírem vidas, relacionamentos e cultura com honra e especial no campo dos negócios, pois isso gera uma atmosfera com propósitos positivos e que permitem construir legados.

Nessas organizações, cada um dos membros é especialmente motivado a buscar o significado de honra, o que representa ver o que é maravilhoso e milagroso em outras pessoas e apreciar, admirar, amar, reconhecer e responder a elas da maneira que merecem, com honra.

Isso gera uma mentalidade e identidade de riqueza com confiança e respeito que emanam dos aconselhamentos e práticas dos líderes de alto desempenho, que resulta em uma cosmovisão de altíssimo valor e de cuidado com o ambiente e especialmente com as pessoas.

Principal visão de *advice* por essa cosmovisão em relação aos clientes internos se embasa nos seguintes pontos: generosidade, serviços, visão de longo prazo, trabalho em equipe, recompensa pelo serviço fiel, valorização dos membros da equipe, disposição para encarar as verdades difíceis, humildade, disposição para mudanças e liderança servidora.

Adotando esses pontos essenciais, cria-se a identidade do negócio focada na metodologia *advice* para alto desempenho, que se equilibra no verdadeiro sucesso nos negócios e na vida, permitindo a busca de metas baseadas na honra da conexão saudável, da interdependência e da família (sentido de família no grupo organização ou no time: família da organização).

Para construir essa identidade de família na organização ou nos times organizacionais é preciso vencer a batalha do medo e aprender a caminhar nessa identidade que constrói e fortalece alicerces que sustentam e protegem a honra das equipes e/ou da organização nos relacionamentos de negócios.

Certamente a lucratividade é o objetivo principal de uma organização e deve ser objeto de atitudes corajosas, confiantes, poderosas e de prosperidade, e que permita avançar nos processos de honra. Não pode ser apenas o lucro pelo lucro, mas o lucro com honradez, pois antes de tudo é preciso oferecer honra nos relacionamentos negociais.

A lucratividade com honra faz com que se aprenda a superar o medo e permite abraçar a identidade e cultivar a mudança propositiva, saudável e sustentável em todos os sentidos e sempre com base na motivação de valores pétreos de honra nos relacionamentos leva a um alto nível de comprometimento com a honestidade nos negócios, pois permite construir relacionamentos que honram em todos os níveis do ecossistema relacional e deve ser uma prioridade focal para honrar e ser honrado nos negócios.

Pensando em lucratividade com honra, é essencial que haja uma identidade interna saudável e que se desenvolve no contexto da construção de relacionamentos igualmente saudáveis e honrados, especialmente no nível e círculo interno da equipe executiva de tomadores de decisões com os níveis e círculo dos executores da decisão representados pelos coordenadores, supervisores e funcionários. Assim, executivos e líderes *advices* promovem a execução das decisões por gestores verdadeiros mentores extraordinários, também alinhados com os processos de *advice*, honrando compromissos começando pelo alto da pirâmide organizacional.

Certamente o diferencial e a vantagem que as organizações têm em suas lideranças não são apenas o conhecimento individual e o talento ou habilidades, mas essencialmente o princípio de honra que permite oferecer o melhor para seus colaboradores e clientes e para isso valorizam a motivação interna, compromissos de caráter, engajamento total, foco no servir e prontidão para assumir responsabilidades e compromisso com as decisões.

Líderes de alto desempenho orientados pelo *advice* utilizam o princípio de fazer o que é excelente e correto com amor às pessoas, por isso trazem a característica de grandeza no trato com as pessoas e os negócios que administram. Esses líderes atuam com experiência de conexão saudável e criam oportunidades para relacionamentos igualmente saudáveis e, para isso, investem tempo e recursos nesses relacionamentos pessoais e profissionais que promovem a honra, pois sabem que uma pessoa honrada reconhece quando está sendo honrada e por isso retribui igualmente com honra.

Promovendo essa conexão de relacionamento com honra é possível definir a missão compartilhada que promove a avaliação sobre o comportamento, possibilita a aplicação de *coaching* que demonstra por onde e como o grupo pode crescer e aprender sobre honra nas relações, além de permitir a aplicação de *feedback* de *coaching*, que mostra como o grupo está evoluindo e caminhando para a identidade de equipe com honra.

A declaração de missão compartilhada com honra deve demonstrar claramente a prioridade de elevar a qualidade de vida dos colaboradores e de suas famílias, criando um ambiente em que cada colaborador possa alcançar seu potencial e ser recompensado pelo sucesso da organização e seu próprio sucesso. É aplicar o entendimento que o colaborador é fator de riqueza com honra para a organização.

O verdadeiro líder de alto desempenho com honra tem por objetivo manter a chama do propósito viva em uma organização, fazendo e desenvolvendo as interconexões dos grupos e equipes de forma a alcançar alto grau de sucesso nos resultados alinhados pelo bem comum. Por isso os grupos sociais, os times, as equipes dentro da organização olham para os líderes de alto desempenho em busca de inspiração e encorajamento, pois esses colocam combustível no processo e transformam os colaboradores e equipes e os inspira a serem não apenas condutores da tocha do propósito e dos resultados com honradez, mas a serem a própria tocha olímpica.

A responsabilidade desses líderes *advisores* de serem modelo significa que devem ser primeiro uma pessoa com honra, alguém que carrega os valores centrais de uma identidade honrada e que conduz a equipe para alto desempenho igualmente com essa identidade de honra, tendo como papel principal preparar pessoas para funções de liderança iguais e que honram, moldam e transformam as organizações elevando o desempenho com honradez.

Esses líderes também desenvolvem e aplicam os princípios da liderança servidora e da liderança espiritualizada e se veem a si próprios como líderes servidores e responsáveis por fortalecer seu pessoal e atender às necessidades, para que a equipe, a empresa ou a organização possam servir e atender às necessidades dos clientes e, portanto, criar oportunidades para atribuir responsabilidades, mas ao mesmo tempo proteger a liberdade e oferecer apoio e com isso possam exigir resultados.

Esse processo faz aflorar líderes que promovem o alcance do propósito e torna o pessoal receptivo e responsável por seu trabalho. Isso significa empoderar as pessoas dando a elas a liberdade de agir e serem verdadeiramente responsáveis por seus resultados.

Esses líderes são responsáveis por garantir que os mesmos padrões e expectativas de comportamento e de resultados se apliquem a todos, pois as pessoas no alto da pirâmide são tão responsáveis por honrar quanto os que estão na base. Nesse processo, a ninguém é permitido desonrar, não apenas porque o código de *compliance* assim prescreve, mas por um princípio pétreo de honradez em toda a organização.

Caminhando com honra:

O líder de alto desempenho deve criar um credo ou uma declaração de honra para conduzir seus liderados, garantindo a caminhada da equipe dentro das expectativas de altíssimos resultados, mas embasados na honra, esse manual ou declaração deve conter, no mínimo:

- Ajudar a equipe a receber confiança, respeito e fazê-la descobrir a identidade com honra.
- Demonstrar muito bem a prioridade de administrar relacionamentos honrando compromissos.
- Capacitar a equipe para que possa crescer e se desenvolver respeitando a liberdade e oferecendo apoio para que possa exigir resultados.
- Proteger a equipe oferecendo *feedback*.
- Levar a equipe a se superar e cultivar a honra.
- Escolher conexão de integridade e intimidade saudáveis.
- Praticar a comunicação assertiva.
- Praticar a responsabilidade saudável.
- Sustentar a busca da excelência com encorajamento.
- Assumir responsabilidades.
- Servir com generosidade.
- Perseguir a visão de longo prazo.
- Deixar legados de honradez.

NOVO CENÁRIO EM GESTÃO

Não resta dúvidas de que a TEORIA GERAL DE ADMINISTRAÇÃO, desde a Escola Clássica, iniciada em 1911, demorou um século para se consolidar no mundo acadêmico e, devido ao processo de aceleração exponencial, nunca mais será a mesma. Entretanto, nessas duas dezenas de anos do século XXI, os modelos avançam velozmente e encontram-se em processo de mudanças a cada 1 ano e 8 meses, trazendo tudo novo, de forma acelerada e com redução de custos.

DARWINISMO DIGITAL

É o desenvolvimento exponencial que formata todo o ambiente de trabalho e muda completamente as ferramentas. Dá uma ressignificação do humano e desenvolve novos regulatórios legais. Com esse conceito de darwinismo digital, espera-se que rapidamente essa convergência se faça em sua totalidade, como um paradigma da teoria do tudo, convergindo todas as teorias e consolidando o modelo de integralidade convergente, para onde convergirão todas os temas de todos os tempos da administração, inclusive de gestão em saúde.

O darwinismo digital busca meios de adaptabilidade possível às mudanças aceleradas e exponenciais, nesse momento que está se vivendo a quinta onda de revolução do trabalho.

CONVERGÊNCIA DIGITAL

Essa convergência digital veio para acelerar exponencialmente o desenvolvimento da sociedade, do indivíduo em si e das organizações, em que a liquidez (estado de metáfora da água) com as demandas humanas convergem e associam-se às tecnologias exponenciais entre si, gerando maior necessidade humana, que se destaca pela individualização, e mediante a internet racional traz a individuação com protagonismo com maior poder das pessoas pela internet, empoderamento digital.

FILOSOFIA DIGITAL

O conhecimento, hoje, está nas nuvens e a forma de adquiri-lo é instantânea.

Vivemos em tempos líquidos onde nada é feito para durar – Zygmunt Baumar.

MINDSET DIGITAL

É a forma de pensar de maneira alongada olhando para o futuro e indo além da disrupção, além da singularidade. Ou seja, deixar de pensar nas coisas que não fazem a menor lógica.

A BUSCA DA FIB – FELICIDADE INTERNA BRUTA

Nessa quinta onda espera-se que o momento seja de ressignificação do homem, que terá um novo papel de estrategista, mas de baixo requerimento operacional como foi na segunda onda e até na terceira com a informática.

Certamente, ter-se-á como ápice desse novo modelo de convergência digital o reencontro de nossa humanidade que a própria tecnologia nos trará nesse futuro alongado que será a felicidade interna bruta, ou seja, uma ressignificação total do ser humano.

FLUXONOMIA 4D

Ainda na quinta onda, tem-se de forma bastante presente, neste início de década, o modelo bioeconômico, com formatação de novos modelos teóricos com a mudança de fluxos econômicos que se modificam de forma acelerada, com destaque das seguintes características:

- **Economia do compartilhamento – colaborativa**, ou seja, uma economia local e mundial mais voltada para o compartilhamento e de forma colaborativa, como ficou visível nos momentos de pandemia da Covid-19 de 2019 a 2022.
- A ordem econômica é de colaboração e as mudanças climáticas são temas que preocupam as economias do mundo, daí a colaboração e a cooperação em defesa do ambiente mundial.
- **Economia criativa**, outro ponto essencial é da economia criativa com novos *players* como Uber, telemedicina, drones e tantos outros modelos que surgiram no mundo econômico de forma tão criativa e até substitutiva de antigas formas e modelos de gestão.

- **Economia da plataforma multimoedas**, sem dúvida, essa quinta onda, no campo da economia, traz o emprego das criptomoedas e as novas formas de pagamentos digitais, com aproximação do smartfone e pix.
- **Mundo compartilhado**, dentro da economia e do relacionamento descortina-se o mundo compartilhado, onde surgem novos modelos e novas práticas, destacando-se as teorias de um novo mundo, tais como:

Mundo VUCA – VUCA representa: Volatilidade, Incerteza, Complexidade e Ambiguidade, cujas iniciais em inglês (*Volatility*, *Uncertainty*, *Complexity* e *Ambiguity*) dão nome ao mundo VUCA.

É importante reconhecer os impactos causados por cada um dos seus componentes.

Volatilidade – o sociólogo Zygmunt Bauman, reconhecido pelo conceito de modernidade líquida, acredita que essa se dá pela "crescente convicção de que a mudança é a única coisa permanente e a incerteza a única certeza".

Seu pensamento é um retrato da volatilidade, o primeiro pilar do mundo VUCA. Os avanços imparáveis nas mais diversas tecnologias criam mercados dinâmicos, onde os interesses dos consumidores sempre mudam e novos competidores surgem a todo momento.

É essencial que uma organização tenha em pauta uma estratégia de inovação. Além disso, o planejamento estratégico e as metas traçadas precisam ser flexíveis, uma vez que no mundo VUCA a volatilidade é algo constante, ou seja, as situações podem mudar a qualquer momento e sua empresa precisa se adequar em tempo hábil para não perder oportunidades.

Incerteza – com a volatilidade, surge a incerteza. A qualquer momento um novo aplicativo pode revolucionar radicalmente o mercado, lançando funcionalidades inovadoras e criando hábitos de consumo e costumes na sociedade que antes não existiam.

Complexidade – dentro do mundo VUCA, o cenário é como uma enorme teia de aranha, com equilíbrio delicado.

Ambiguidade – o mundo VUCA é inerentemente ambíguo. Em diversas situações, não haverá uma resposta ideal, apenas um jogo de ganhos e renúncias, em que o certo para determinado grupo será visto como errado por outro, e você terá de fazer uma escolha.

Essa ambiguidade pode inclusive afetar a organização interna da empresa e seus colaboradores.

Para impedir que a ambiguidade cause desavenças entre times, é substancial trabalhar a cultura de inovação. Dessa forma, sua empresa terá uma estrutura mais horizontal, que incentiva a geração de ideias de todos os setores e valoriza seus colaboradores.

O mundo VUCA pode ser ameaçador, mas também abre grandes oportunidades. Tecnologias, processos e dinâmicas de mercado estão presentes e podem ser usados a favor da organização.

Para isso, é preciso ter:

Agilidade – se as mudanças são rápidas e o amanhã é incerto, agilidade para se adaptar e tomar decisões com a mesma velocidade é um recurso indispensável. Gastar semanas ou meses em planejamento sem ação pode trazer grandes riscos, pois, quando um mapa finalmente estiver pronto, a situação já será outra.

Multidisciplinariedade – como existe uma complexidade, é preciso integrar visões diversificadas para dar resposta aos desafios. A liderança puramente vertical precisa dar espaço para ambientes de troca, onde todos podem contribuir com informações e sugestões.

No mundo VUCA, todos precisam perceber as transformações potencialmente prejudiciais para os negócios.

Coragem – apesar de parecer abstrata, a coragem é fundamental para agir em condições ambíguas.

Mundo BANI – no mundo VUCA a tecnologia funciona como um dos fatores importantes para a construção de novos negócios, com a chegada do mundo BANI. Esse cenário muda. De volatilidade, passa a ser um mundo frágil; da incerteza para a ansiedade; da complexidade para a não linearidade; e da ambiguidade para a incompreensão.

O mundo BANI surge com vigor a partir da fragilidade dos mercados, especialmente em situações do tipo pandemia.

O mundo BANI (Brittle, Anxious, Nonlinear, Incomprehensible) foi criado pelo antropólogo Jamais Cascio e é considerado a evolução natural do mundo VUCA, pois reflete a realidade das sociedades após o início da pandemia.

O termo BANI foi criado em 2018, antes da Covid-19, mas a pandemia que acelerou a transformação digital também fez com que esse novo acrônimo fizesse mais sentido.

Frágil – o mundo é frágil. Um vírus coloca o mundo inteiro em quarentena, uma falha em um sistema fecha uma loja, um passo em falso de um executivo derruba a empresa na bolsa, uma praga destrói uma plantação, uma falha em uma estação elétrica deixa um estado sem energia, uma tecnologia nova provoca a demissão de milhões de pessoas.

Ansiedade – a incerteza causa ansiedade. O senso de urgência pauta muitas decisões. Uma oportunidade pode abrir a qualquer momento.

Não linearidade no mundo BANI, tudo está em constante mudança, e por isso é preciso adaptar o negócio para fazer parte dessa realidade. Várias ações devem ser aplicadas simultaneamente.

Incompreensível – com base nas inúmeras informações tomam-se decisões imediatas. O risco está presente em cada decisão tomada. Certamente o avanço tecnológico é tão profundo em diversas áreas que já não é mais possível entender como as coisas funcionam e o novo cenário é simplesmente ambíguo, é incompreensível."

No mundo BANI tudo está relacionado e entrelaçado, tal qual o entrelaçamento quântico.

A POSSÍVEL SEXTA ONDA

Essas características da quinta onda de revolução do trabalho darão base para a sexta onda que trará a integração homem/máquina, conforme demonstrado no capítulo 1.

O FUTURO DA TECNOLOGIA 5G NA SAÚDE

Tecnologia 5G – com essa tecnologia cada vez mais se acentuará a velocidade para coletar, mensurar, armazenar, catalogar e interpretar as informações e indicadores do negócio, gerando relatórios cada vez mais consistentes. Certamente o uso de algoritmo facilitará a transformação digital das organizações.

A partir dos indicadores é possível adotar medidas e ações mais estratégicas e inteligentes e com isso cresce a *Science* dados. Cada vez mais a utilização e a análise de dados se mostram como tendência de mercado para ter uma gestão 5G, e as empresas rapidamente transformam as informações em diferencial competitivo, com decisões mais rápidas, seguras e confiáveis.

Sociedade com tecnologia 5G – após o leilão da tecnologia 5G, a grande aposta e expectativa é que essa nova geração de internet móvel esteja disponível nas principais capitais do Brasil até o final de 2023.

Essa tecnologia 5G possibilitará, em nosso país, um grande avanço com substancial melhora na velocidade, agilidade e tempo de resposta da internet.

Isso permitirá avançar no uso da automação, e de integração de dispositivos inteligentes, de Internet das coisas, gerando um elevado e acelerado desenvolvimento, além de organizar uma sociedade de organizações usuárias dessa tecnologia.

TECNOLOGIA 5G NA SAÚDE

O desenvolvimento 5G na saúde proporcionará:

- A convergência entre o físico e o digital.
- A hiperautomação de processos assistenciais e operacionais, com instrumentos e programas altamente desenvolvidos na gestão de processos automatizados – *flow*.
- A resiliência e a elasticidade da nuvem, sendo essa uma das principais características.

- A cibersegurança como foco e para isso a LGPD – Lei Geral de Proteção de Dados surge como um recurso de controle.
- A otimização das operações digitais.
- A sociedade 5G acelera as tecnologias que acrescentam valor ao negócio, como inteligência artificial, realidade aumentada, internet das coisas, robótica, entre outras.

Cada vez mais o setor saúde precisa se inventar de acordo com as novas tendências de mercado, usando robotização, inteligência artificial, telemedicina, e, cada vez mais, os pacientes podem ter diagnósticos certeiros em exames graças à IA, as cirurgias podem ficar mais precisas e ágeis com robôs, e a experiência e a satisfação com atendimento médico podem ser aprimoradas com as consultas via videoconferência. Assim como se torna possível cuidar e mapear o estado de pessoas idosas que ficam sozinhas em casa.

Certamente, a impressão 3D e a distância possibilitarão a elaboração de OPME customizada por paciente, com impressão de válvulas cardíacas e próteses ortopédicas.

Tecnologias como foco em IA ajudam as empresas a automatizarem os processos da gestão de negócios e a área vai continuar caminhando para se tornar a tecnologia mais transformadora e uma das grandes inovações tecnológicas, especialmente nas organizações de saúde.

Com o avanço da transformação digital, e essencialmente na saúde, por ter dados muito sensíveis, é extremamente importante proteger esses dados das ações danosas e de possíveis crimes por mau uso da rede hiperconectada dos dias atuais.

Os hospitais, por terem muito equipamentos móveis de dados, têm que cuidar dessa segurança e investir em serviços e soluções que garantam a conformidade com a Lei Geral de Proteção de Dados (LGPD).

BIBLIOGRAFIA

Borba VR. Integralidade convergente. Rio de Janeiro: DOC Editora; 2014.

Borba VR. Estratégia & ação: BSC no contexto das organizações de saúde. Rio de Janeiro: DOC Editora; 2014.

Borba VR, Lisboa TC, Garcia B, Pereira G, de Oliveira JL, Morimoto J, et al. Liderança e inovação: a marca do líder internacional. São Paulo: Sarvier; 2019.

Borba RV, Borba VR, Garcia B. A marca do novo líder empresarial. Ribeirão Preto, SP: Editora EPD; 2016.

Magaldi S, Neto JS. Gestão do amanhã: tudo o que você precisa saber sobre gestão, inovação e liderança para vencer na 4ª revolução industrial. 6ª ed. São Paulo: Gente Editora; 2018.

Revista Empreende. A Indústria 4.0 de era em era. ABEEON, ano 1, Edição 3, Ribeirão Preto – SP, Fevereiro e Março, 2019.

Revista DOC. Sociedades Médicas e a comunicação Digital. Rio de Janeiro, RJ, DOC-CONTENT, Ano 11 número 61.

Revista DOC. O médico e as mídias digitais. Rio de Janeiro, RJ, DOC-CONTENT; Ano 10 número 60,

Revista DOC. Lourenço, Felipe. As Healthtechs que estão mudando o mercado da Saúde. Rio de Janeiro, DOC- CONTENT. Ano 11 número 63, p. 25.

Revista DOC. Simões, Nayara. Computação Cognitiva. Um passo rumo à revolução profissional. Rio de Janeiro. RJ, DOC-CONTENT. Ano 11 números 63, p. 31-33.

Site: https://encontroempreendedorismo.inovaeinstein.com.br/Consulta em 05 de março de 2019, às 19:00h.

Site: https://www.einstein.br/pages/home-telemedicina.aspx Consulta em 05 de março de 2019 às 19.30h.

Site: https://www.einstein.br/estrutura/inovacao/inova-einstein-circuito-startups Consulta no dia 05 de março às 20:00h.

Site: https://kalendae.com.br/blog/command-center-saiba-o-que-e-e-como-obter-boas-informacoes/Consulta no dia 30 de outubro de 2021 às 16.00h.

Site: http://portalhospitaisbrasil.com.br/saude-4-0-hospitais-investem-em-inteligencia-artificial-para-otimizar-atendimento-e-reduzem-indices-de-morte/?fbclid=IwAR1J5T4bQXdjhgwLRxtw3TTKpXCaPCQ3tDB22vdPJJv4YX37HGg2hsdYfcM Consulta em 05 de março de 2019 às 21:00h.

Site: http://www.ctiglobal.com/watson/# Consulta em 24/04/2019.

Site: https://en.wikipedia.org/wiki/Global_health Consulta em 30/10/2021 às 17:15h.

CAPÍTULO **7**

HUMANIZAÇÃO NA GESTÃO DOS SERVIÇOS DE SAÚDE

■ Teresinha Covas Lisboa

> *A ciência é fria. A morte é gélida. O cuidar tem que ser quente e este calor tem que vir do corpo e da alma. A cura e/ou o conforto são expressões da solidariedade humana, são diferentes maneiras de traduzir o calor humano. O calor está no gesto, no ouvir, no consolar, no tocar, no cuidar.*
>
> **Gonzalo Vecina Neto, 2015**

PRELIMINARES

É importante ter uma gestão em saúde totalmente inovadora, mas é essencial que seja humanizada, com foco e respeito às relações interpessoais. Certamente o desenvolvimento das ondas na Sociedade de Trabalho levará a um modelo de homem *versus* máquina, com muita tecnologia, mas não se poder sobrepor ao humano.

Deixou-se para este último capítulo essa questão da ambientação social e da humanização da gestão em saúde com o propósito de preservar o foco no humano e não apenas na tecnologia.

HUMANIZAÇÃO NOS SERVIÇOS DE SAÚDE

A humanização acontece nas relações interpessoais, na integração entre as pessoas de todos os setores da instituição, bem como no atendimento domiciliar (*home care*), independentemente de gênero, raça, nível de escolaridade, nível social, localização geográfica.

Humanização, segundo Mezomo (1995, p. 276), significa "tudo quanto seja necessário para tornar a instituição adequada à pessoa humana e à salvaguarda de seus direitos fundamentais". É a oportunidade que a instituição tem em oferecer um atendimento com dignidade, diminuindo as expectativas e a tensão dos usuários dos serviços de saúde. É colocar-se no lugar do outro e perceber suas necessidades.

Para Ghellere (2001), é o cuidado prestado com respeito, dignidade, ternura e empatia ao cliente e sua família.

Ao recebermos um paciente para atendimento, precisamos:

- Considerar o paciente como o centro das atenções em todos os serviços de saúde.
- Ter absoluta fidedignidade na aplicação das prescrições médicas.
- Adquirir produtos de qualidade e com entrega garantida.
- Dar prioridade para a formação técnica e humana de todos os funcionários.
- Trabalhar com integração e multiplicar o conceito.
- Seguir o Código de Ética de todas as áreas.

Segundo o Programa Nacional de Humanização da Assistência Hospitalar – PNHAH (Brasil, 2001),

> *Humanizar é resgatar a importância dos aspectos emocionais, indissociáveis dos aspectos físicos na intervenção em saúde. Humanizar é aceitar essa necessidade de resgate e articulação dos aspectos subjetivos, indissociáveis dos aspectos físicos e biológicos. Mais do que isso, humanizar é adotar uma prática em que profissionais e usuários consideram o conjunto de aspectos físicos, subjetivos e sociais que compõem o atendimento à saúde. Humanizar refere-se,*

> *portanto, à possibilidade de assumir uma postura ética de respeito ao outro, de acolhimento do desconhecido e de reconhecimento dos limites.*

Um dos pontos importantes da humanização é ouvir pacientes, familiares/acompanhantes, médicos internos e externos, estudantes, pesquisadores, gestores públicos, operadoras de planos de saúde, sociedade em geral. Procura-se, pelas avaliações internas e externas, gerar indicadores que apresentem a qualidade do serviço prestado, a produtividade e a capacidade de atendimento.

Como resultado, faz-se a revisão das competências geradas e implantadas, buscam-se ações corretivas e implanta-se uma educação permanente.

As instituições de saúde possuem uma equipe multidisciplinar que necessita de educação continuada e permanente, partindo do nível estratégico para o operacional. As mudanças contínuas em todas as esferas obrigam a atualização do conhecimento técnico e científico. Porém, sem perder o foco no atendimento com humanização e hospitalidade.

Uma das diversas fontes de energia que a organização possui é a energia psicológica das pessoas: ela aumenta ou diminui conforme o êxito ou o fracasso na organização. Três fatores são imprescindíveis para se alcançar esse êxito:

a) Aspiração à conquista de um crescente senso de competência e autoavaliação.

b) Organização que possibilite condições de trabalho para que as pessoas possam traçar seus objetivos imediatos, escolher seus próprios caminhos para atingir as metas, sendo o relacionamento entre estas e o da organização fundamentado na eficiência pessoal do funcionário e no crescente grau de desafio que este encontra em seu trabalho.

c) Influência da sociedade e da cultura, tanto sobre o indivíduo quanto sobre a organização; essa repercussão se manifesta pelo processo de aculturação para conceder maior ou menor valor ao amor-próprio e à eficiência da pessoa na empresa (Argyris, 1975, p. 82).

É importante que façamos essa observação sobre as pessoas que atuam nas instituições de saúde, pois a assistência prestada depende do comprometimento e dedicação junto aos usuários dos serviços.

O grau de influência recíproca entre os dois ou mais indivíduos determina a positividade dos sentimentos que, por sua vez, gerará outras normas, atividades, pelos sentimentos e pelas interações, em um processo contínuo: o grupo reage ao ambiente externo, originando determinados relacionamentos, os quais elaboram tendências adicionais próprias e, em resposta aos estímulos, modificam a adaptação já conseguida ao ambiente.

A inserção do indivíduo no marco das organizações cria sempre uma área de conflito, que se apresenta inevitável, já que existe incompatibilidade entre as necessidades e as aspirações do indivíduo e as exigências da organização formal: o consequente grau de desajustamento, que precisa ser amenizado, varia em proporção direta ao antagonismo entre esses dois elementos presentes nas organizações de saúde.

Então, a primeira premissa ao contratar-se um novo colaborador é a disponibilidade de doar-se a esse ambiente de trabalho diferenciado. É "gostar de pessoas", dos pacientes, conscientizando-se de que a permanência na instituição é breve e que, um dia, esse mesmo profissional poderá ser um paciente, também.

DIFERENCIAÇÕES ESTRUTURAIS

Percebe-se uma diferenciação entre as instituições públicas e privadas. Se os indivíduos buscam no trabalho suas satisfações pessoais, as organizações apresentam, também, certas necessidades de produtividade e lucro. Assim, é profunda a interdependência de necessidades da pessoa e da organização, pois estão inseparáveis os objetivos e a vida de ambas. As instituições privadas têm a oportunidade de receber treinamentos e capacitações. Nas instituições públicas percebe-se certa carência, pois as diferenciações de estrutura são muito claras (Quadro 6).

Apesar das diferenciações observadas, o atendimento ao paciente precisa ser realizado com humanização em toda sua esfera. As características dos serviços de saúde estão vinculadas nos quesitos: habilidade, competência profissional, exatidão, excelência.

QUADRO 6 ▪ Diferenciações entre organizações públicas e privadas.

Organização pública	Organização privada
Regulação mais complexa	Regulamentação mais simples
Benefício social	Lucro comercial
Menor sensibilidade às depressões econômicas	Maior sensibilidade às depressões econômicas
Tarefas baseadas no custo real	Os lucros integram os preços
Funcionamento mesmo com ônus	Não funciona em regime deficitário
Participação do público pela presença de impostos	Participação voluntária do público
Financiamento pelos impostos e taxas	Financiamento de empréstimos ou venda de ações
Descontinuidade política	Não depende diretamente da continuidade política
Dependência de eleições	Independe de eleições

Fonte: Kuazaqui, Lisboa, Gamboa, 2005.

Não sendo apenas um conjunto de edifícios, equipamentos, mão de obra, capital e processos, a instituição de saúde é também caracterizada como um sistema "sociotécnico", em que a organização dos recursos humanos se dá ao redor de várias "tecnologias". Em outras palavras, as relações humanas existentes na empresa são uma característica dela e não apenas peculiaridades organizacionais. A existência, o funcionamento e a permanência do sistema encontram-se ligados ao comportamento "motivado" das pessoas, e as entradas, os processos de transformação e as saídas são influenciados por seu relacionamento e sua conduta. Isso ocorre em todas as organizações, independentemente de suas finalidades e seu tipo.

O hospital, por exemplo, é uma organização complexa e sistêmica, que possui uma grande divisão de trabalho especializado.

A equipe multiprofissional, voltada para a satisfação das necessidades dos pacientes (clientes), é composta de profissionais altamente qualificados e alguns semiqualificados. Atrelada a esse conjunto de pessoas existe a tecnologia, que, renovada constantemente, exigiria a presença de funcionários preparados para receber treinamento e reciclagens contínuas.

A visão do hospital como empresa equivale à mesma compreensão que se tem da gestão empresarial e, para tanto, o conjunto de recursos materiais, tecnológicos e humanos precisa estar à disposição dos administradores, de forma harmônica e eficiente.

As unidades existentes nos hospitais são inter-relacionadas e interdependentes, resultado do tipo necessário de processos administrativos implantados.

Dutra (*in:* Gonçalves, 1989, p. 68) afirma que os recursos humanos no hospital podem ser organizados de três formas, conforme análise, e que coexistem com diferentes modelos de estruturas, como, por exemplo, a departamentalização. São elas:

Funcional – em que todas as pessoas que contribuem para a realização de uma função específica se encontram juntas. É o caso, por exemplo, do Serviço de Enfermagem.

Divisionada – representada pela agregação de especialistas necessários a um produto ou serviço. Exemplo: Serviço Financeiro, Recursos Humanos.

Estrutura matricial – quando um indivíduo for membro de duas unidades, sendo uma permanente e outra temporária (Projetos de Pesquisa, Projetos de Farmácia).

O autor considera que a eficiente execução das tarefas no hospital implica a especialização, a padronização de atividades, a formalização da comunicação e a elaboração de rotinas e procedimentos padrões para a execução das funções.

É importante, também, mencionar a autoridade e a hierarquia. A primeira precisa ser descentralizada para o eficiente atendimento do serviço no hospital. E, com relação à hierarquia, pode ser horizontal, quando exercida por um supervisor que faça parte do grupo, ou vertical, quando ocorrem graus de supervisão.

Existem, no hospital, três tipos de atividades: finais, intermediárias e gerais. Essa divisão também influi na organização administrativa.

As atividades finais são as que representam os próprios objetivos do hospital, que são o atendimento e a pesquisa. Nas atividades intermediárias encontramos aquelas que são ligadas às atividades de laboratórios, banco de sangue, diagnósticos por imagens. E as atividades gerais são aquelas ligadas ao funcionamento das atividades finais: recursos humanos, materiais, insumos, manutenção, serviço de processamento de roupas e limpeza.

CUIDADOS PALIATIVOS

Os cuidados paliativos tiveram sua origem na Antiguidade, com as primeiras definições sobre o cuidar. Na Idade Média, durante as Cruzadas, era comum encontrar *hospices* (hospedarias, em português) em monastérios, que abrigavam não somente os doentes e moribundos, mas também os famintos, mulheres em trabalho de parto, pobres, órfãos e leprosos. Essa forma de hospitalidade tinha como característica o acolhimento, a proteção, o alívio do sofrimento mais do que a busca pela cura.

No século XVII, um jovem padre francês chamado São Vicente de Paula fundou a Ordem das Irmãs da Caridade em Paris e abriu várias casas para órfãos, pobres, doentes e moribundos. Em 1900, Irmãs da Caridade irlandesas fundaram o St. Josephs´s Convent, em Londres, e começaram a visitar os doentes em suas casas. Em 1902, elas abriram o St. Joseph´s Hospice com trinta camas para moribundos pobres.

Em 1967, Cicely Saunder, graduada em enfermagem, fundou o St. Christopher's Hospice, o primeiro serviço a oferecer cuidado integral ao paciente, desde o controle dos sintomas, até alívio de dor e do sofrimento psicológico. É reconhecido como um dos principais serviços no mundo em Cuidados Paliativos e Medicina Paliativa (www.paliativo.org.br).

Cuidados paliativos foram definidos pela Organização Mundial da Saúde (OMS), em 2002, como uma abordagem ou tratamento que melhora a qualidade de vida de pacientes e familiares diante de doenças que ameacem a continuidade da vida. Para tanto, é necessário avaliar e controlar de forma impecável não somente a dor, mas também todos os sintomas de natureza física, social, emocional e espiritual (OMS, 2002).

É um momento de humanização junto aos pacientes e familiares, sendo necessário avaliar todos os sintomas de natureza física, social, emocional e espiritual, além do controle da dor.

Segundo a OMS, o tratamento em cuidados paliativos deve reunir as habilidades de uma equipe multiprofissional para ajudar o paciente a adaptar-se às mudanças de vida impostas pela doença e promover a reflexão necessária para o enfrentamento dessa condição de ameaça à vida para pacientes e familiares.

No Brasil, em 26 de fevereiro de 2005, foi fundada a Academia Nacional de Cuidados Paliativos (ANCP). A comemoração do primeiro Dia de Cuidados Paliativos, o *Hospice*, aconteceu em 8 de outubro de 2005 e teve o objetivo de:

- Partilhar a filosofia e a visão, bem como ampliar a disponibilidade de cuidados paliativos e Hospices no mundo.
- Conscientizar a respeito das necessidades médicas, sociais, práticas e espirituais das pessoas vivendo com uma doença terminal e seus familiares.
- Arrecadar recursos para ajudar e desenvolver a causa ao redor do mundo.

O símbolo dos cuidados paliativos é a borboleta, porque não vive muito. Mas, no pouco tempo de vida, transforma muitas vidas. Poliniza plantas, embeleza a natureza e deixa as pessoas mais felizes. Ela é um exemplo de que a vida não se mede só em tempo. A vida também se mede em intensidade.

No Brasil, as atividades relacionadas a cuidados paliativos ainda precisam ser regularizadas na forma de lei. Ainda imperam no Brasil um enorme desconhecimento e muito preconceito relacionado aos cuidados paliativos, principalmente entre os médicos, profissionais de saúde, gestores hospitalares e poder judiciário. Ainda se confunde atendimento paliativo com eutanásia e há um enorme preconceito com relação ao uso de opioides, como a morfina, para o alívio da dor.

O atendimento domiciliar *(home care)*, tendência deste século, tornou-se um meio da desospitalização, em que programas de natureza pública ou privada trazem bem-estar à família e ao próprio paciente.

As principais causas do atendimento domiciliar, segundo Santos (2005):

- Reorganizar a assistência de saúde.
- Substituir a saúde hospitalar pela saúde domiciliar de acordo com a doença apresentada.
- Centralizar a atenção da família no paciente.

- Ampliar a compreensão do significado saúde/família.
- Criar um vínculo com a população.
- Trabalhar com equipe multidisciplinar.
- Promover a saúde.

Acrescem-se à lista os cuidados paliativos, em que o cuidar e o morrer se aliam e oferecem ao paciente a "morte com dignidade", ao lado de seus familiares.

Um exemplo, no Brasil, é a Lei Mário Covas:

Em 06 de março de 2001, Mário Covas, Governador do Estado de São Paulo, Brasil, falecia em um quarto do Instituto do Coração. Recusara-se a ir para a UTI. Tinha o diagnóstico de adenocarcinoma de bexiga, doença altamente relacionada ao hábito do tabagismo, na forma avançada e considerado fora de possibilidades terapêuticas, optou por ficar com os familiares. Essa decisão não é nada fácil. Mas, apesar de estar em uma condição clínica bastante deteriorada e sob efeitos de medicações para dor (morfina e derivados) que alteram a capacidade de raciocinar, Covas, como grande político que era, havia tomado suas precauções.

Alguns anos antes, mais precisamente em 17 de março de 1999, **já sabedor de seu diagnóstico e, também, do prognóstico ominoso**, Covas sancionou a *Lei dos Direitos dos Usuários dos Serviços de Saúde do Estado de São Paulo* (nº 10.241/99), conhecida hoje como Lei Mário Covas, que assegura em seu art. 2º: "são direitos dos usuários dos serviços de saúde no Estado de São Paulo: recusar tratamentos dolorosos ou extraordinários para tentar prolongar a vida". Muito se discutiu sobre cuidados paliativos desde então. Termos como **distanásia** e **ortotanásia** fazem parte do vocabulário médico e leigo agora (https://www.al.sp.gov.br/repositorio/legislacao/lei/1999/lei-10241-17.03.1999.html).

HOSPITALIDADE *VERSUS* HOTELARIA *VERSUS* HUMANIZAÇÃO

Hospitalidade ou hotelaria é o conjunto de serviços disponibilizados aos clientes internos e externos, que objetiva oferecer condições de assistência, conforto, bem-estar, segurança e qualidade no atendimento, agregando todas as práticas profissionais existentes nas instituições de saúde.

Para Dias, "a hotelaria hospitalar busca criar e organizar um espaço humano, tendo a função de contribuir no aprimoramento do sistema hospitalar" (2006, p. 343). Procura oferecer um ambiente seguro ao seu cliente, que são: pacientes, familiares, acompanhantes, cuidadores, amigos, visitantes em geral.

Taraboulsi define hospitalidade "como a interação de pessoas em que prevalecem valores de sociabilidade e solidariedade, harmônicas relações interpessoais, cortesia associada à eficiência daquilo que se propõe a fazer ou oferecer" (2009, p. 157). E define hotelaria hospitalar como:

> *Arte de oferecer serviços eficientes e repletos de presteza, alegria, dedicação e respeito, fatores que geram a satisfação, o encantamento do cliente de saúde e, principalmente, a humanização do atendimento e do ambiente hospitalar (2009, p. 158).*

A hospitalidade é sentida pela hotelaria hospitalar no aconchego do ambiente físico, na humanização dos serviços médico-hospitalares e, principalmente, no comportamento das pessoas (gestos e atitudes). Taraboulsi complementa: é isso que caracteriza uma instituição de saúde voltada para a hospitalidade, que é a essência da hotelaria hospitalar (2009, p.159).

Qualquer edificação da área de saúde necessita estar amparada por legislação para oferecer qualidade de vida no trabalho e bem-estar aos pacientes, acompanhantes e colaboradores e todos precisam estar em primeiro plano. Podemos citar algumas instituições que recebem esses clientes: hospitais, casas de repouso, *spas*, laboratórios, clínicas odontológicas, clínicas de cirurgia plástica, clínicas de fisioterapia etc.

A ausência de conforto ambiental e humano nas instituições de saúde, especificamente nos hospitais, acarreta o excesso ou ausência de calor, umidade, ventilação ou renovação do ar, ruídos intensos e constantes, iluminação deficitária e odores, que diminuem a motivação no trabalho e limitam a recuperação do paciente.

Quando a instituição investe no edifício e no arranjo do interior, os resultados são configurados na humanização da assistência à saúde e, segundo a ANVISA (2014, p. 20), podem:

- Promover a redução do estresse e da fadiga dos profissionais de saúde e melhoria da eficácia assistencial.
- Melhorar a segurança do paciente.
- Reduzir o estresse no paciente e ampliar a possibilidade do êxito clínico.
- Promover melhoria ampla da qualidade da prestação da assistência.

Outro aspecto a ser considerado é o da infecção cruzada, que é ocasionada pela transmissão de um microrganismo de um paciente para outro, geralmente pelo pessoal, ambiente ou um instrumento contaminado.

Para a minimização de risco dessa infecção cruzada, o ambiente é a primeira preocupação que a administração precisa ter para oferecer condições ambientais aos funcionários e pacientes.

A proposta de construção, ampliação ou reforma do edifício hospitalar exige a presença do administrador hospitalar, bem como dos arquitetos, engenheiros, membros da hotelaria hospitalar e da CCIH Comissão de Controle de Infecção Hospitalar.

Florence Nightngale, em seu livro "Notas sobre enfermagem", apresentava os resultados obtidos pelo uso apropriado do ar puro, da iluminação, aquecimento, limpeza, silêncio e seleção adequada da dieta, pensando na preparação e como servi-la (Dias, 2006). Os cuidados de Florence junto aos soldados da Guerra da Crimeia resultaram na melhoria das condições de saúde. São de sua iniciativa as seguintes recomendações:

> A circulação do ar não devia ser apenas adequada, mas agradável. A iluminação não podia incomodar o cliente, os ruídos precisavam ser suavizados (sons e barulhos) e a limpeza devia ser adequada no lugar em que o cliente iria ficar na internação. Além disso, as roupas precisavam ser limpas e cheirosas e os móveis de boa aparência, desinfetados após a saída do cliente para terem condições apropriadas para receber o próximo (Dias, 2006, p. 341).

As mudanças de conceitos nas organizações de saúde dependem dos seguintes fatores:

- Fator social (determinante).
- Fatores cultural e social (graus de escolaridade e cultural em geral).
- Fator pessoal (ciclo de vida, situação financeira, estilo de vida).
- Fator psicológico (motivação).

Assim sendo, a implantação da hotelaria hospitalar, com foco na humanização, significará um repensar na estrutura organizacional, em que todos deverão ser integrados e conscientizados do novo modelo. É importante frisar que a hotelaria trouxe um benefício ao Serviço de Enfermagem, em que o foco fica direcionado para os cuidados diretos do paciente.

Nessa mudança, observa-se:

- Mudança de conceito de atendimento.
- Mudança de comportamento (interno e externo).
- Integração de unidades.
- Realinhamento de cargos e tarefas.
- Criação de indicadores de controle (avaliação).
- Geração de empregos.
- Execução eficiente das atividades nas instituições.
- Estímulo à qualidade e à imagem *(marketing)*.
- Implantação de Programa de Responsabilidade Social e Ambiental.
- Integração entre as unidades (comunicação).
- Descoberta de talentos.
- Melhoria da qualidade de vida no trabalho.
- Avaliação da prestação de serviços (interna e externa).
- Melhoria da avaliação de desempenho.

Como observamos, as vantagens são grandes em termos de gestão dos serviços de saúde e várias tendências têm acontecido para minimizar momentos de dor e afastamento:

- Serviço Social constante.
- Apoio à família, visitantes e acompanhantes.

- Socialização em geral com programas lúdicos, principalmente para pacientes idosos.
- Atividades culturais (corais, teatro, pintura, desenho).
- Cursos, seminários e aconselhamento.
- Gibiteca, brinquedoteca.
- Doutores da Alegria.
- Bazares.
- Banca móvel.
- Contadores de história.
- Acompanhamento escolar.

Todas essas ações são dirigidas e acompanhadas por uma comissão que avalia os resultados e implanta novas atividades, à medida que os pacientes e familiares sugerem nos instrumentos de pesquisa. Mesmo na ocorrência de óbitos, a Hospitalidade-Hotelaria-Humanização caminham paralelamente buscando oferecer apoio e conforto aos familiares.

PLANETREE

ORGANIZAÇÃO

Planetree é uma organização norte-americana, sem fins lucrativos, que apoia esforços para a implantação de métodos de atendimento em saúde que coloque interesses, necessidades, desejos e crenças do paciente em primeiro lugar. Sua ação é centrada em processos educativos e informativos gerenciados por uma comunidade colaborativa internacional.

Como liderança global catalisadora, o *Planetree* promove o desenvolvimento e a implementação de modelos inovadores de cuidados em saúde focados em curar e nutrir corpo, mente e espírito.

CRENÇAS

- Somos seres humanos, cuidando de outros seres humanos.
- Todos somos cuidadores.

- A melhor forma de oferecer cuidado efetivo é por meio da bondade e da compaixão.
- Oferecer cuidado seguro, acessível, de alta qualidade é fundamental para a assistência centrada no paciente.
- Acreditamos em uma abordagem holística para satisfazer às necessidades das pessoas relativas ao corpo, à mente e ao espírito.
- Famílias, amigos e entes queridos são vitais para o processo de Cura.
- O acesso a informações sobre saúde expressas de forma compreensível torna os indivíduos aptos a participar dos cuidados com sua própria saúde.
- É essencial dar oportunidade para que os indivíduos possam fazer escolhas pessoais relacionadas aos cuidados com sua própria saúde.
- Ambientes físicos podem contribuir para a melhoria da saúde, do bem-estar e dos processos de cura.
- A doença pode ser uma experiência transformadora para os pacientes, familiares e cuidadores.

ORIGENS

O *Planetree* foi fundado em 1978, por Angelica Thieriot, inspirada em uma experiência hospitalar traumática quando de sua internação em um hospital, em São Francisco, Califórnia (EUA), para tratar de uma rara infecção viral.

Enquanto lutava contra a doença, Angélica encarava as paredes frias e hostis de seu quarto de hospital. Enfermeiras apressadas entravam e saíam, tratando-a como uma tarefa e não como um indivíduo. Ela se sentia solitária e com medo.

Após o desânimo daquelas horas difíceis, Angélica percebeu que a falta de atendimento personalizado acabava por ofuscar os benefícios da infraestrutura hospitalar de alta tecnologia em que se encontrava.

A experiência de Angélica a levou a imaginar um tipo diferente de hospital no qual os pacientes poderiam receber atendimento em um ambiente verdadeiramente curativo e focado no bem-estar, que proporcionasse, inclusive, acesso às informações necessárias para torná-los participantes ativos de seus próprios tratamentos.

Angélica, então, fundou o *Planetree*, emprestando o nome da raiz da medicina ocidental moderna: a árvore Plátano sob a qual Hipócrates se sentou para ensinar os primeiros estudantes de medicina na Grécia Antiga.

FRUTOS

Hoje, o *Planetree* é internacionalmente reconhecido como líder em assistência centrada no paciente. Nos serviços de saúde em todo o mundo, a organização provou que o cuidado centrado no paciente não é apenas uma filosofia de capacitação, mas um modelo viável, vital e com uma ótima relação custo-benefício.

Uma grande diversidade de serviços de saúde é afiliada ao *Planetree*, cujo modelo é sempre adaptado às necessidades locais. Essas instalações vão desde pequenos hospitais rurais com 25 leitos, até grandes centros médicos urbanos com mais de 2 mil leitos.

O modelo *Planetree* é aplicado em serviços de emergência e de cuidados intensivos, internações de longa permanência, ambulatórios e centros médicos públicos.

O *Planetree* é reconhecido por diversas publicações em todo o mundo incluindo o jornal *The New York Times*, JAMA, *Prevention Magazine*, *Healthcare Forum Journal*, *Hospital & Health Networks*, *Nursing Times*, *The Quality Letter for Healthcare Leaders*, *Health Facilities Management* e a *Newsweek Japão*.

MODELO

Desde sua fundação, o *Planetree* tem sido pioneiro na criação e aplicação de métodos de personalização, humanização e desmistificação da experiência curativa para os doentes e suas famílias.

O modelo de atendimento *Planetree* é centrado no paciente e possui uma abordagem holística da saúde, promovendo a cura nos âmbitos mental, emocional, espiritual, social e físico.

Ele dá poder aos pacientes e familiares ao estimular o compartilhamento de informações e ao fomentar as parcerias curativas com os cuidadores. O modelo busca maximizar os resultados positivos dos tratamentos de saúde, integrando terapias médicas de excelência e incorporando arte e natureza ao ambiente de cura (www.einstein.br/qualidade-seguranca-do--paciente/sistema-einstein-de-qualidade).

DEPOIMENTO DE GESTOR NA ÁREA DE HOTELARIA HOSPITALAR DE UM HOSPITAL PRIVADO LOCALIZADO NO MUNICÍPIO DE SÃO PAULO

NA SUA EXPERIÊNCIA PROFISSIONAL COMO VOCÊ CONCEITUA "HUMANIZAÇÃO NO ATENDIMENTO"?

Humanização no atendimento, no meu ponto de vista, é conseguir identificar a necessidade de quem está sendo atendido e flexibilizar as rotinas, procedimentos padronizados, com o objetivo direto de atender a essas necessidades.

Empatia

Em hotelaria tive a oportunidade de participar de um treinamento voltado para atendimento de reclamações. A chave desse treinamento era basicamente aprender a ouvir o hóspede (sem interrupções), mantendo contato visual e expressão coerente à situação apresentada; e, enquanto ouvimos, o objetivo principal é procurar se colocar no lugar dele e já buscar soluções que venham diretamente ao encontro dessas necessidades.

Claro que o paciente que chega para ser atendido não está necessariamente trazendo uma reclamação, mas podemos trazer essa linha de raciocínio para a realidade hospitalar: nem sempre um atendimento humanizado é aquele que a recepcionista é simpática e sorridente.

Mas é aquele que o profissional em contato direto com o paciente reage com um comportamento coerente à situação apresentada e atua com foco em atender às necessidades identificadas: na maior parte dos casos, é aquele que o profissional consegue transmitir confiança ouvindo atentamente e fornecendo as informações de maneira adequada, por meio de linguagem acessível, e realiza o atendimento dentro do tempo esperado.

Da mesma forma, o *Planetree* enfatiza e norteia toda metodologia, com base na importância de ouvir os pacientes e se colocar no lugar deles. A frase-chave é "Se eu fosse o paciente, como gostaria de ser tratado?"

Quando conseguimos descobrir suas necessidades e atuamos de forma empenhada em atendê-lo, isso para mim caracteriza humanização no atendimento.

E O ACOLHIMENTO?

Acolhimento para mim é conseguir transmitir aos pacientes e aos acompanhantes a sensação de que eles são bem-vindos sem expressar as palavras "sejam bem-vindos".

Acredito que existe um conjunto de fatores que influenciam para que o paciente e acompanhantes se sintam acolhidos.

E isso é possível quando valorizamos e priorizamos as necessidades deles.

Ambientação

O *Planetree* encoraja a descaracterização do ambiente, tornando-o o mais familiar possível.

Isso envolve não apenas uma decoração que transmita conforto, com cores em tons pastel, elementos que remetam à natureza e espaços adequados que ajudem a proporcionar conforto, interações e maior privacidade, mas também a iluminação, o cheiro, o som...

Outra questão muito importante também é o tempo de atendimento. Atender dentro do tempo previsto transmite respeito, consideração, comunica que os profissionais estão realmente voltados às necessidades deles.

QUAIS AS COMPETÊNCIAS NECESSÁRIAS PARA A SELEÇÃO DE PESSOAS QUE IRÃO TRABALHAR COM "HUMANIZAÇÃO NO ATENDIMENTO"?

As competências comportamentais são as mais importantes no meu ponto de vista.

Primeiro que seja alguém que goste de pessoas, que tenha equilíbrio emocional, resiliência, automotivação e que não seja uma pessoa emotiva, emocional.

Tendo essas competências, a tão importante e crucial habilidade de "se colocar no lugar do outro e identificar suas necessidades" será muito mais bem-sucedida.

Claro que as competências técnicas podem ser desenvolvidas e treinadas (Lisboa, 2015).

BIBLIOGRAFIA

Argyris C. A integração indivíduo-organização. São Paulo: Atlas; 1975.

BrasiL. Agência Nacional de Vigilância Sanitária. Conforto ambiental em estabelecimentos assistenciais de saúde. Brasília: Anvisa; 2014.

Brasil. PNHAH – Programa Nacional de Humanização da Assistência Hospitalar. Brasília: Ministério da Saúde; 2001.

Dias MAA. Humanização no espaço hospitalar: uma responsabilidade compartilhada. São Paulo: O Mundo da saúde; 2006;30(2):340-2.

Dutra JS. Competências: conceitos e instrumentos para a gestão de pessoas na empresa moderna. São Paulo: Atlas; 2004.

Ghellere JLP. Experiências em hospitais. Portal humanizar. Disponível em <http://www.portalhumanizar.com.br> Acesso em: 30/10/2015.

Gonçalves EL (org.). O hospital e a visão administrativa contemporânea. 2ª ed. São Paulo: Pioneira; 1989.

Kuazaqui E, Lisboa TC, Gamboa M. Gestão estratégica para a liderança em empresas de serviços privadas e públicas. São Paulo: Nobel; 2005.

Lisboa TC. Competências de gestores no processo de humanização em saúde. São Paulo: Laços; 2015.

Mezzomo AA. Fundamentos da administração hospitalar: uma visão multiprofissional. São Paulo: Loyola; 2003.

Santos N, Bursztyn I (orgs). Saúde e arquitetura: caminhos para a humanização dos ambientes hospitalares. Rio de Janeiro: Senac Rio; 2004.

Taraboulsi FA. Serviços hospitalares: teoria e prática. São Paulo: Reichmann & Autores Editores; 2005.

https://news.un.org/pt/tags/organiza%C3%A7ao-mundial-da-saude.

www.einstein.br/qualidade-seguranca-do-paciente/sistema-einstein-de-qualidade

www.paliativo.org.br.

https://www.al.sp.gov.br/repositorio/legislacao/lei/1999/lei-10241-17.03.1999.html.

CONSIDERAÇÕES FINAIS

Ao entregar este trabalho estamos imbuídos do dever cumprido e o fazemos com grande satisfação. Tivemos o cuidado de apresentar inicialmente apenas uma sinopse da evolução das teorias Gerais de Administração e ao mesmo tempo adentramos ao modelo futurista da Gestão Empresarial.

Desse modo, iniciamos e apresentamos as principais tendências das novas teorias, focando na gestão ESG, sustentabilidade, responsabilidade social e governança corporativa e também para gestão de tecnologia 5G. Esperamos que tenham aproveitado todo esse material, pois foi feito com muito carinho.

Como conclusão, temos a certeza de que os modelos de gestão estão evoluindo muito rapidamente e a transformação é exponencial.

A preocupação centrada na Gestão por competência foi o grande propósito deste livro, procurando demonstrar e alertar para a essencial capacitação dos gestores e das organizações, em especial, da Saúde.

A avaliação cada vez mais está centrada na entrega de resultados e os profissionais devem se preparar para isso, pois não existe mais lugar para tentativas e erros.

Apostamos nesses novos modelos tecnológicos aliados aos cuidados com o ambiente, com o social, com os profissionais e com a sociedade em geral.

Este trabalho certamente não esgota o tema, mas leva para uma reflexão profunda para os aspectos de transformar-se para transformar.

A gestão agora é identificada como ESG e ágil e a transformação pela tecnologia e gestão 5G já é uma realidade em diversos setores e mercados e essencialmente no setor saúde.

Dedicamo-nos neste trabalho procurando demonstrar as tendências e destinar a nossa contribuição sobre esse tema de novas e inovadoras Teorias de Gestão Empresarial-Hospitalar, com o cuidado de manter o processo humanizado na Gestão de Serviços de Saúde.

Os autores